Pilates

Christa G. Traczinski · Robert S. Polster

Pilates

Das effektive Fitness-Training für zu Hause

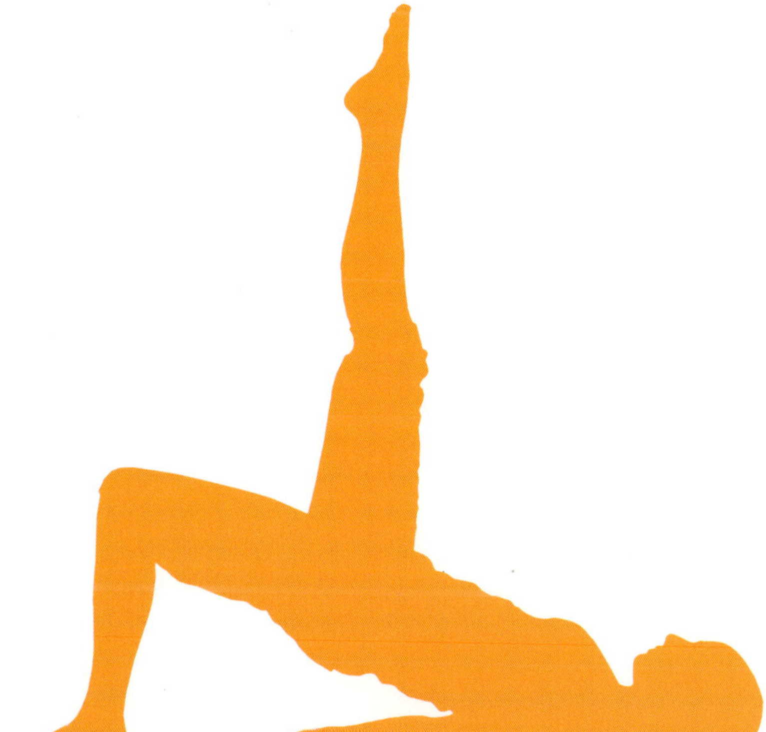

NGV

Die Autoren

CHRISTA G. TRACZINSKI ist Psychologin, Gestalttherapeutin, Heilpraktikerin und Yogalehrerin. Als Autorin zahlreicher Bücher entwickelt sie Ideen und Konzepte zum Thema Wellness, Fitness und Gesundheit.
ROBERT S. POLSTER ist Body & Mind-Coach, Autor und Personal Trainer.
Beide leben gemeinsam in Berlin, wo sie unter ihrem Label *energyzone* ganzheitliche Buch- und Filmkonzepte sowie Seminare für Gesundheit, Selbstfindung und persönliches Wachstum anbieten und international tätige Trainer ausbilden.

Wichtiger Hinweis!
Konsultieren Sie bei gesundheitlichen Problemen, vorhandenen Verletzungen oder Schwangerschaft Ihren Arzt, bevor Sie mit dem Übungsprogramm beginnen. Beginnen Sie das Training nicht ohne vorheriges Aufwärmen. Falls während des Trainings Schmerzen auftreten, sollten Sie das Training abbrechen und ebenfalls erst mit einem Arzt Rücksprache halten, bevor Sie weiter trainieren. Überfordern Sie sich nicht – passen Sie Ihr Training Ihrer persönlichen körperlichen Verfassung an.

Dieses Buch wurde nach dem aktuellen Wissensstand sorgfältig erarbeitet. Dennoch erfolgen alle Angaben ohne Gewähr. Autor und Verlag haften nicht für eventuelle Nachteile und Schäden, die aus den in diesem Buch gezeigten Übungen und genannten Ratschlägen resultieren.

Autoren: Christa G. Traczinski, Robert S. Polster
Layout und Satz: Druckfrei. Dagmar Herrmann, Köln
Gesamtherstellung: Naumann & Göbel Verlagsgesellschaft mbH

ISBN 978-3-625-12382-8
www.naumann-goebel.de

Inhaltsverzeichnis

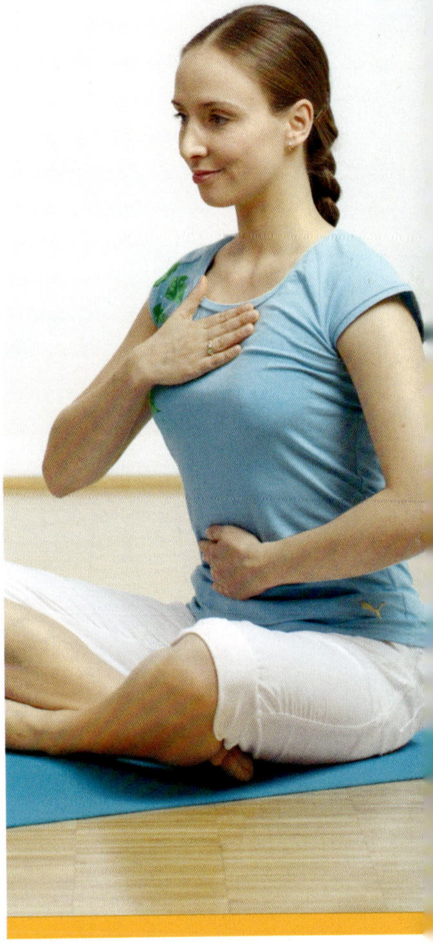

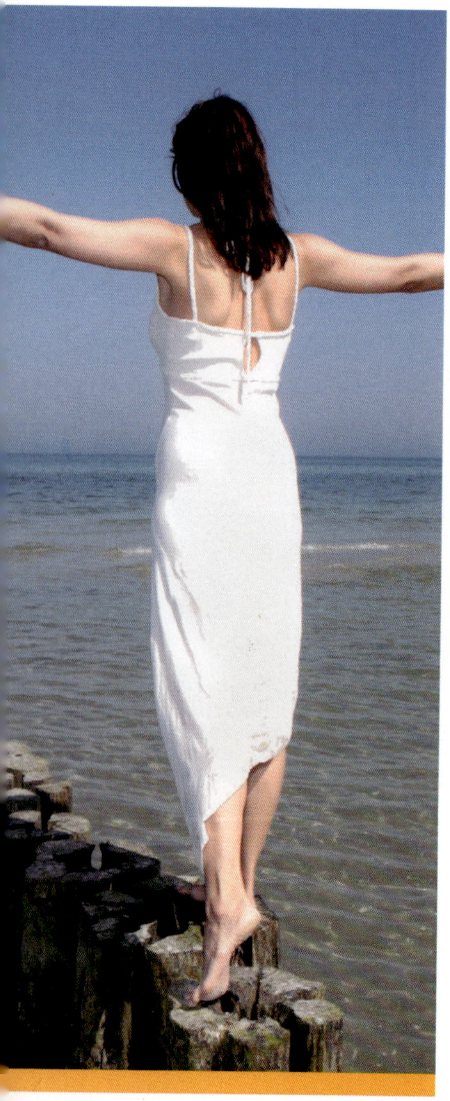

III. Das Pilates-Work-out . . . 47

Pilates

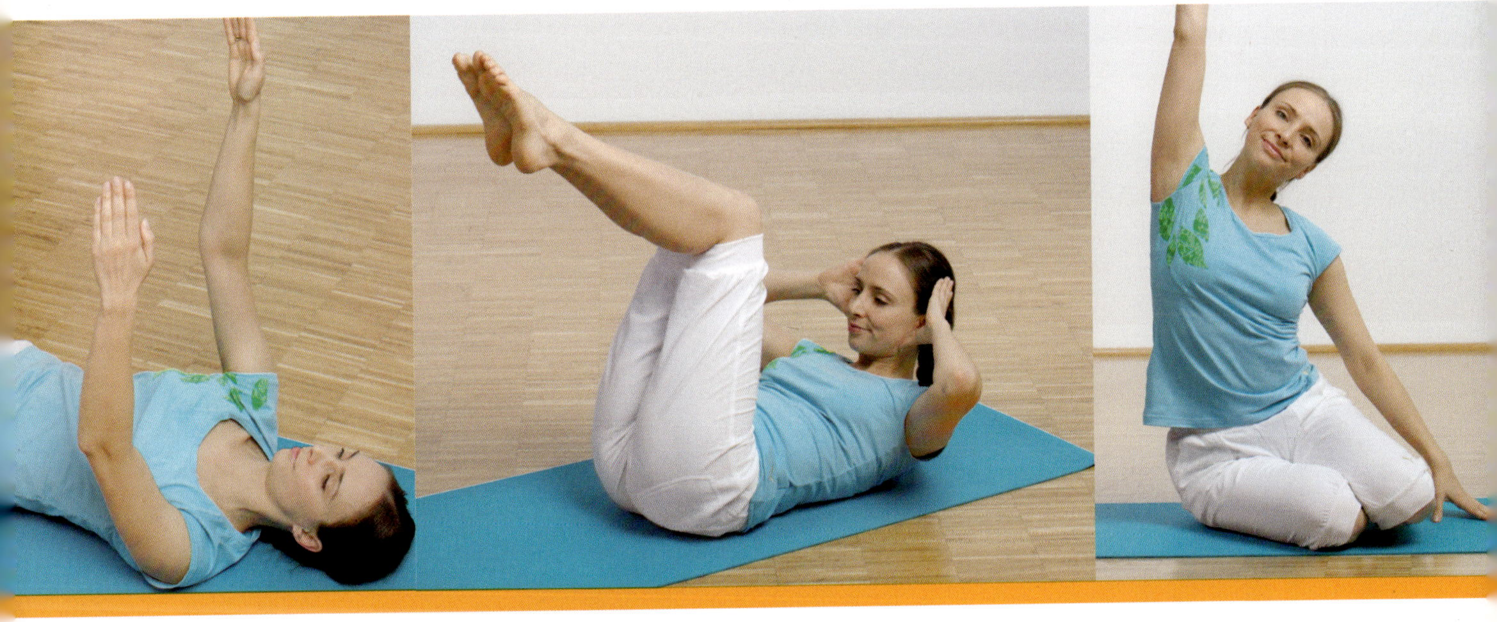

Vorwort

»Nach zehn Trainingsstunden spürst du den Unterschied,
nach zwanzig siehst du ihn und nach dreißig
hast du einen völlig neuen Körper.«

J. H. PILATES

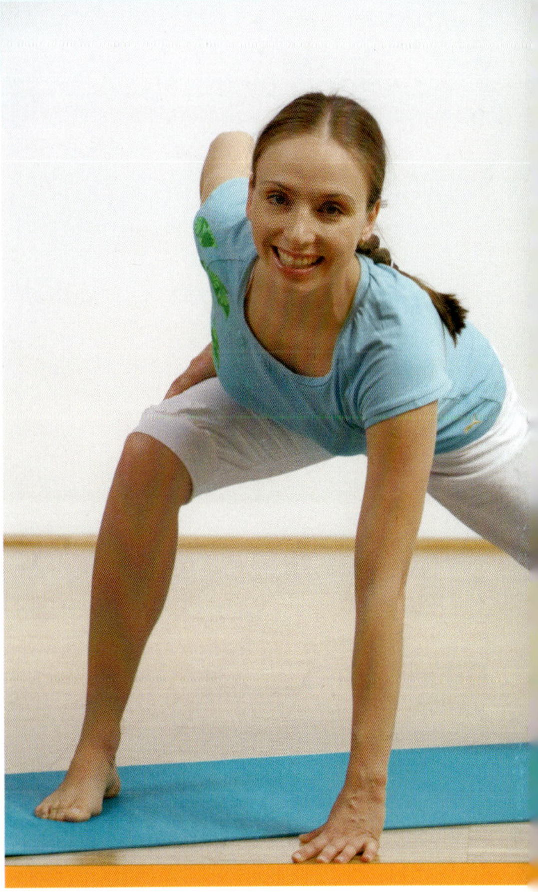

Pilates ist ein Trainingsprogramm zur Entspannung, Vitalisierung und Energetisierung von Körper, Seele und Geist. Als ich zum ersten Mal Pilates-Übungen sah, wurde mir sofort klar, dass es sich hierbei um ein ausgezeichnetes ganzheitliches Konzept handelt, das entspannende Elemente, Training von Konzentration, Koordination und Beweglichkeit sowie Muskelstärkung verbindet. Mir gefielen besonders der Bewegungsfluss und die Anmut und Leichtigkeit, mit der sich der Pilates-Trainer und die Übenden bewegten, denn das Verharren in starren Körperhaltungen mit Pausen zwischen den einzelnen Positionen hatte mir noch nie zugesagt! Pilates-Übungen wirken dagegen fast wie ein Tanz, bei dem sich der Körper ausgewogen und sehr kraftvoll bewegt.
Mit seinen fließenden Bewegungen ähnelt das Work-out-Konzept dem indischen Ashtanga-Yoga (ähnlich dem Power-Yoga) und fernöstlichen Kampfkünsten wie etwa Tai-Chi. Aufgrund meiner jahrelangen Erfahrung mit ganzheitlich ausgerichteter Körperarbeit und Fitness konnte ich sofort erkennen, dass es sich bei der Pilates-Methode um ein ausgewogenes und anspruchsvolles, aber leicht zu erlernendes Ganzkörpertraining handelt, das den Geist inspiriert und den Körper von innen heraus kräftigt und stärkt. Ich beschloss, der Sache auf den Grund zu gehen, erlernte die Methode bei einem bekannten Pilates-Trainer auf Hawaii und entwickelte daraus einen Trainingsmix mit Übungen für Einsteiger, Geübte und Fortgeschrittene, der vor allem auf die Koordination von Atmung und Bewegung abzielt, um die positive Ausstrahlung zu verbessern und zu mehr innerer Harmonie und Balance zu gelangen.
Bringen auch Sie sich in Bestform! Wenn Sie Pilates kontinuierlich zwei- bis dreimal pro Woche trainieren, werden Sie sich rundum verjüngt fühlen. Sie bauen Stress ab, werden beweglicher und erleben sich neu: Sie blühen auf und fühlen sich gut. Mit Pilates erzielen Sie hohe emotionale Ausgeglichenheit, beugen körperlichen Beschwerden vor und pflegen einen gesunden Lebensstil. Fangen Sie einfach an und bleiben Sie mit Pilates bis ins hohe Alter fit und gut gelaunt!

ROBERT POLSTER

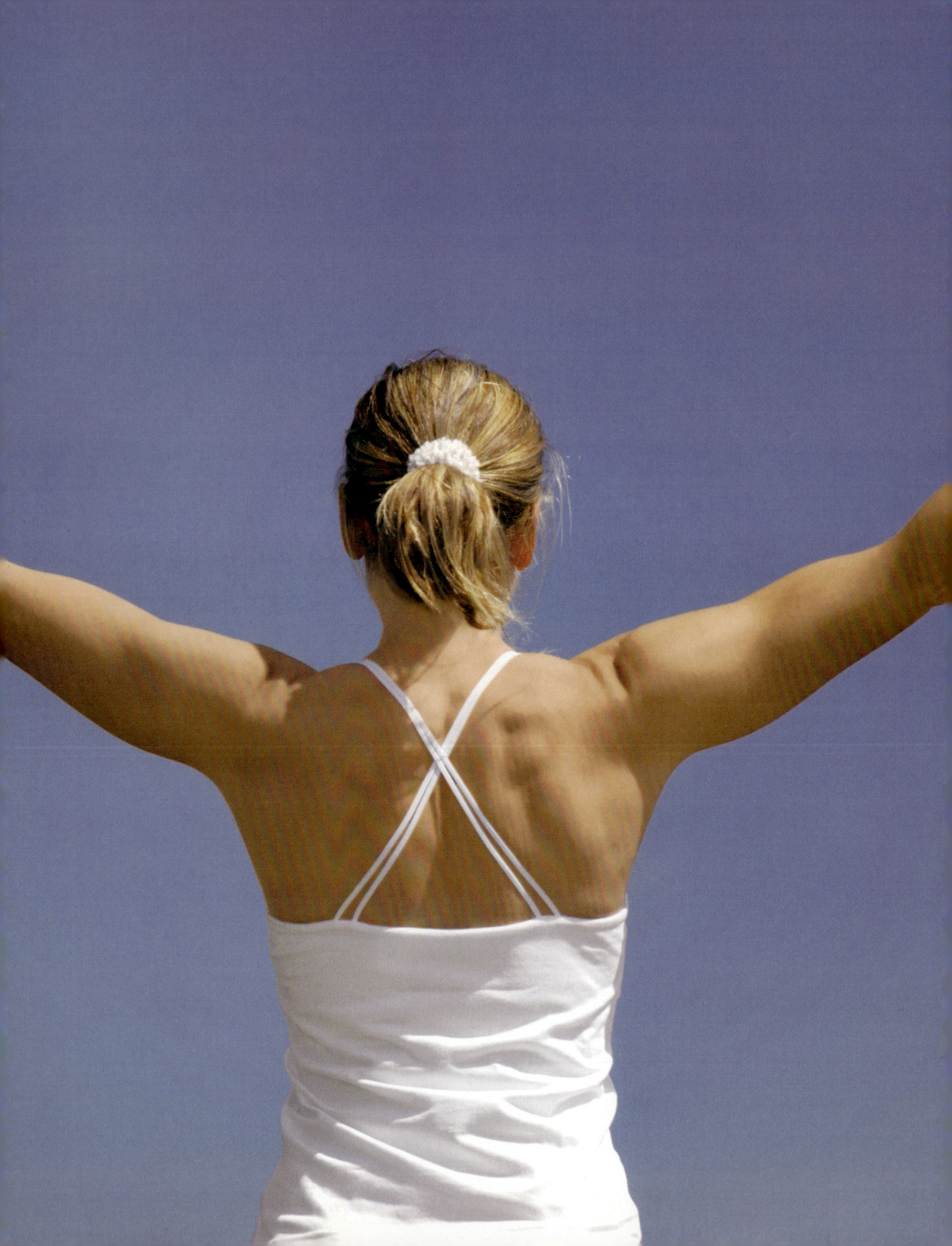

I.

WAS IST PILATES?

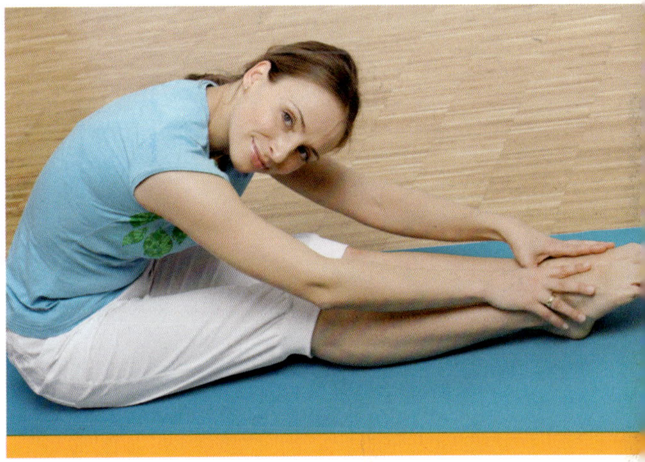

WARUM PILATES UNSEREM KÖRPER GUTTUT

Pilates ist eine sanfte, jedoch sehr wirkungsvolle Trainingsmethode, die unabhängig von Alter und körperlicher Leistungsfähigkeit zu mehr Beweglichkeit, Kraft und Balance führt. Es bestehen zahlreiche Gemeinsamkeiten zwischen Yoga und Pilates, denn es werden gymnastische Übungen zur Muskelstärkung mit Dehnungen und Atemübungen koordiniert. So finden sich die fließenden Bewegungen der Pilates-Übungssequenzen ebenfalls im Power-Yoga – das Verharren in starren Positionen gibt es auch hier nicht. Atmung und Bewegung werden bei beiden Trainingsformen koordiniert.

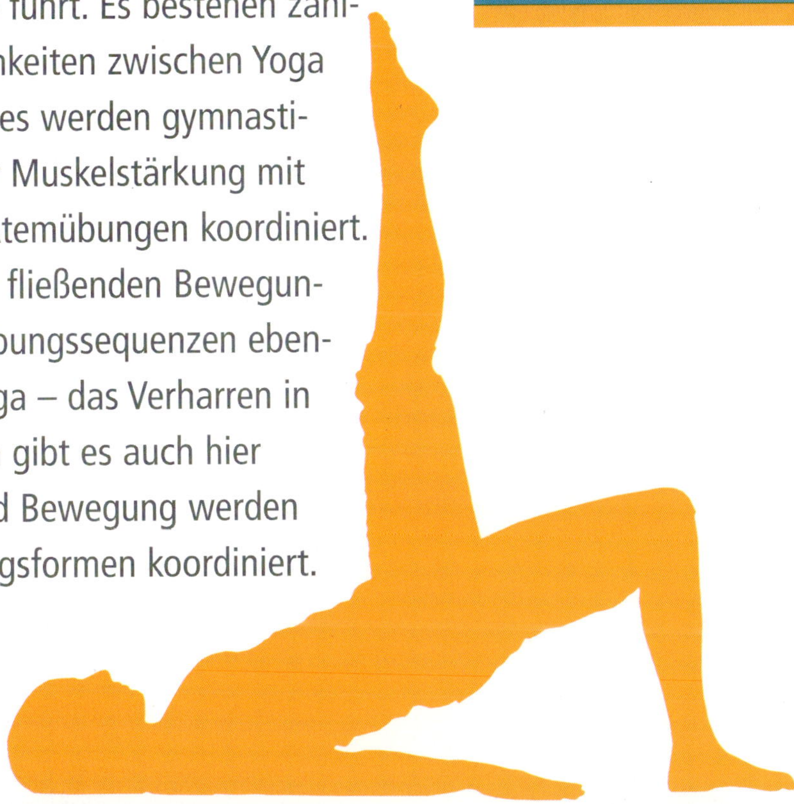

Pilates ist sehr beliebt, da das Training die Körperkonturen formt und gleichzeitig für Entspannung sorgt, die Körperhaltung verbessert, Haltungsfehler korrigiert und die eigene Körperwahrnehmung fördert. Körper- und Selbstbewusstsein werden gestärkt, weil das Training Körper, Geist und Seele anspricht.

Durch das Pilates-Training sollen vor allem die tiefer liegenden Muskelgruppen angesprochen werden. Der Körper wird schonend, aber effektiv trainiert, um eine natürliche Balance zwischen Beweglichkeit und kontrollierten Bewegungen zu erreichen. Die natürliche Muskelbalance wird dabei wiederhergestellt, verkürzte Muskeln werden gedehnt und geschwächte Muskeln gestärkt. Das Pilates-Training ist für jeden geeignet, der sich und seinem Körper etwas Gutes tun möchte – sowohl zur Verringerung von Verspannungen, Rückenbeschwerden und Schmerzen als auch zur aktiven Gesundheitsvorsorge und für einen schön geformten Körper.

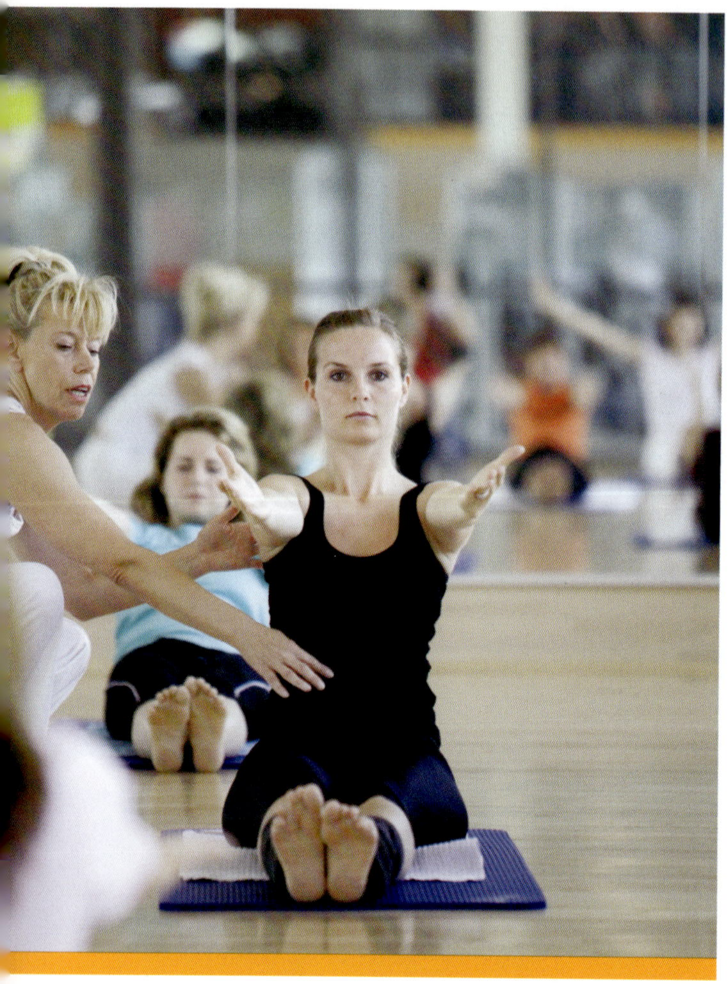

Pilates verbessert daneben in hohem Maße die Konzentration und das Koordinations- und Entspannungsvermögen. Durch die bewusste Atmung und den beim Pilates-Training wesentlichen Fokus auf die genaue Übungsausführung lernen Sie, sich zu konzentrieren, in verspannte Körperzonen hineinzuspüren und zugleich tief zu entspannen sowie die Körperwahrnehmung zu verbessern. Das Grundprinzip besteht in der Steuerung aller Muskeln des Körpers mithilfe des Geistes. Um dies zu erreichen, ist eine intensive Konzentration auf die jeweilige Bewegung, Position und Haltung erforderlich. Durch diese Konzentration wird eine sehr hohe Präzision der Übungsausführung erreicht. Ziel ist die absolute Körperbeherrschung durch Kontrolle jedes Übungsdetails.

Pilates-Kurse gibt es mittlerweile beinahe überall, z.T. werden sie sogar von den Krankenkassen als präventive Maßnahme oder begleitende Therapie, z.B. bei Rückenschmerzen, gefördert. Pilates-Übungen versprechen Harmonie für Körper und Geist, und die ganzheitlichen Übungen zielen auf eine Stärkung und Stabilisierung der Körpermitte ab. Sie konzentrieren sich vor allem auf das »Powerhouse« – unsere Bauchregion und damit das Zentrum unseres Körpers, in dem die Spannung entsteht. Im Powerhouse nehmen alle Bewegungen der Beine und Arme ihren Ursprung und werden dort auch koordiniert. Mit der Fokussierung der Pilates-Übungen auf die Körpermitte wird die Körpersymmetrie wesentlich verbessert. Dadurch werden die Wirbelsäule entlastet und die Beweglichkeit optimiert. Die sanfte Mischung aus Dehnung und Kräftigung strafft zugleich die Muskulatur.

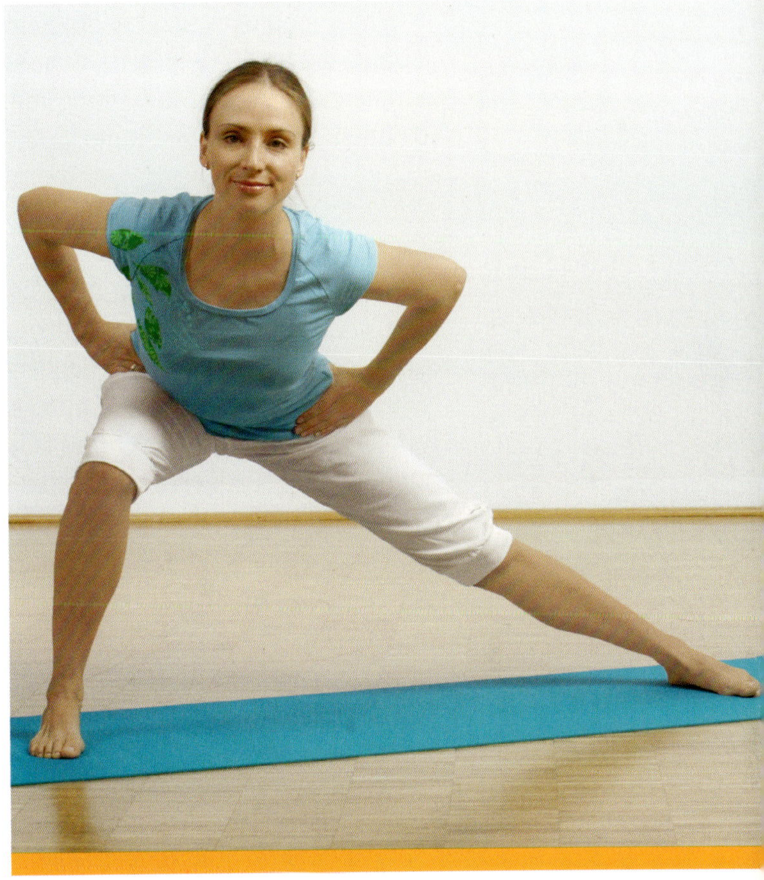

Profitänzer und Berufssportler nutzen Pilates gerne als Ergänzungs- und Ausgleichstraining, da bei den Übungen verschiedene Muskelpartien gleichzeitig beansprucht und eingefahrene bzw. ungünstige Bewegungsmuster durchbrochen werden. Es werden sowohl die Stabilisatoren trainiert, jene Muskeln, die tief im Körper liegen und dem Rumpf Stabilität verleihen, als auch die Mobilisatoren, die an der Körperoberfläche liegen und für die gezielte Ausführung der Bewegungen von Armen und Beinen zuständig sind. Das optimale Zusammenspiel dieser beiden Muskelgruppen bringt Entlastung für den ganzen Körper, insbesondere für Rücken, Schultern und Nacken, aber auch eine bessere Bewegungsausrichtung und eine gestärkte tiefe Muskulatur. Fazit: Die Kraft für unsere Bewegungen kommt aus der Tiefe, die Gelenke und Mobilisatoren werden entlastet, denn sie müssen nicht mehr ersatzweise die Aufgaben einer schwachen Tiefenmuskulatur übernehmen. Körperbalance und Haltung verbessern sich!

Zudem werden die Bauchmuskulatur trainiert und die Wirbelsäule aus der Hüfte heraus gestreckt. Gestärkt werden dabei vor allem die tiefen Bauchmuskeln, der Beckenboden und die kleinen Muskeln rund um die Wirbelsäule – besonders wichtig für Menschen mit Rückenproblemen. Sämtliche tiefe Muskelschichten werden durch das Pilates-Training angesprochen: Haltungsfehler werden durch den Zuwachs an Bewegungskontrolle und bewusster ausgeführte Bewegungen korrigiert, die Muskeln werden straffer und beweglicher, Rückenbeschwerden und Verspannungen können verschwinden, der Geist entspannt sich, Stress wird abgebaut und das Körperbewusstsein gestärkt. Pilates kann auch bei der Rehabilitation nach Verletzungen helfen, denn mit den Übungen kann man die Muskeln sogar im Liegen wieder aufbauen.

Pilates empfiehlt sich bei Problemen im gesamten Oberkörper- und Rückenbereich, die sich durch ein Hohlkreuz, Schulter-Nacken-Beschwerden oder Fehlhaltungen und Schmerzen äußern. Die Trainingsmethode ist eine ausgezeichnete Möglichkeit, die Koordination des gesamten Rumpfbereichs zu verbessern.

Alle Pilates-Übungen gehen fließend ineinander über. Dies führt zu harmonischen und ausgewogenen Bewegungen. Es gibt heute zahlreiche verschiedene Pilates-Übungen, die Weiterentwicklungen der vom Begründer der Methode, Joseph Hubertus Pilates, ursprünglich erstellten Übungen sind. Insgesamt werden inzwischen wohl über 500 Einzelübungen dem Pilates-Stil zugerechnet. Dieser Entwicklung stand Joseph Pilates offen gegenüber, da er nicht an starre und unveränderliche Konzepte glaubte, sondern immer den individuell angepassten Übungen und der Weiterentwicklung seiner Methoden den Vorrang gab. Angeboten wird Pilates entweder als reines Mattentraining oder als hierzu ergänzendes Training an den von J. H. Pilates entwickelten Trainingsgeräten, die ebenfalls um zahlreiche moderne Trainingsmaschinen erweitert wurden.

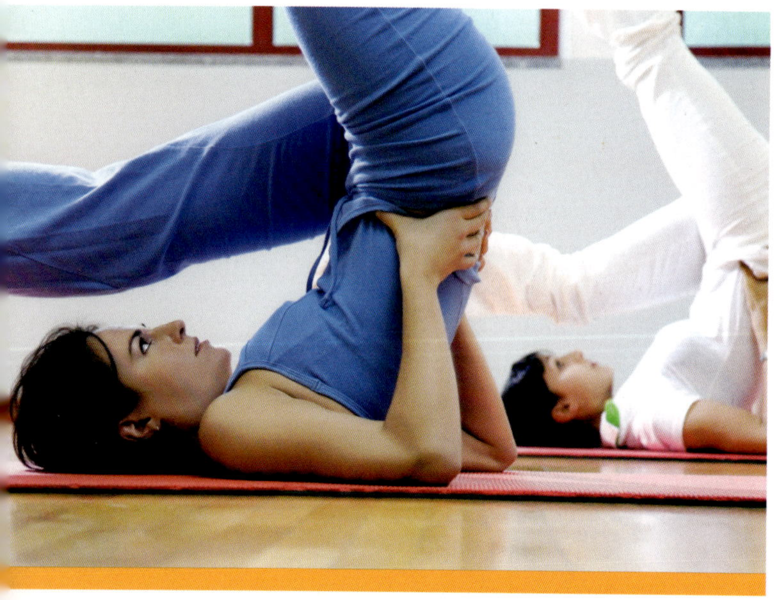

Die sanften, fließenden Bewegungen beim Pilates-Training werden mit hoher Konzentration ausgeführt. Ebenso spielen die »Zentrierung« und die Atmung in die Seiten des Brustkorbs eine bedeutende Rolle. Die Atmung soll dabei möglichst gleichmäßig sein. Eingeatmet wird durch die Nase, ausgeatmet durch den Mund. Das Ziel ist eine Vertiefung der Atmung, die so zu Entspannung und innerer Ruhe beiträgt.

WISSENSWERTES ÜBER JOSEPH PILATES

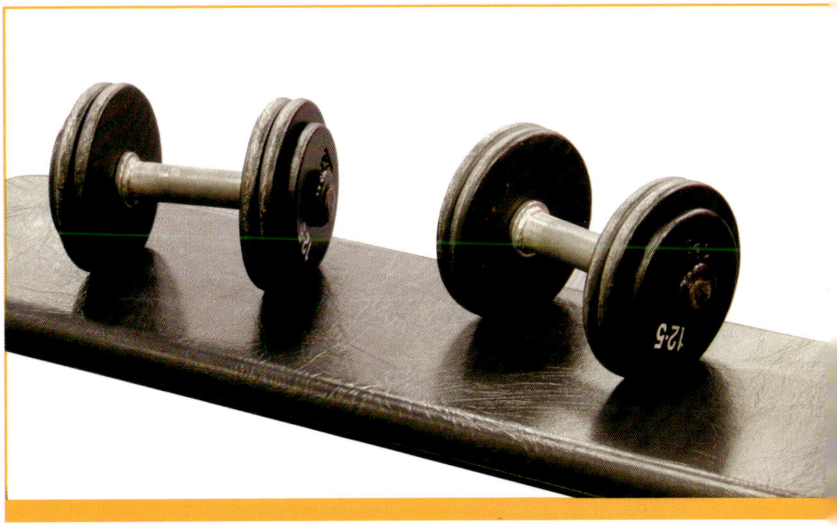

Joseph Hubertus Pilates (1880–1967), der Begründer der Pilates-Methode, stammte aus Deutschland und wurde in Mönchengladbach geboren. Er litt als Kind unter diversen Krankheiten, was ihn dazu bewog, sich vermehrt dem eigenen Körper zuzuwenden, um stärker und gesünder zu werden. Er arbeitete mit großer Disziplin an seinem Körper und übte bereits in jungen Jahren zahlreiche Sportarten aus, darunter Bodybuilding, Boxen, Gymnastik, Skifahren, Schwimmen, Fechten, aber auch fernöstliche Disziplinen wie Tai-Chi und Yoga. Aus diesen verschiedenen Einflüssen heraus konzipierte er seine erste eigene Trainingsmethode, die später unter der Bezeichnung »Contrology« (Kontrolle der Muskulatur durch das Gehirn) bekannt wurde. Er entwickelte diese spezielle Methode in der Zeit seiner Internierung in England – sie sollte zu einer guten Konstitution und Haltung beitragen. Seine ersten Schüler waren internierte Soldaten, die er auf Matratzen üben ließ. Später gehörten viele berühmte Tänzer, Künstler, Models und Schauspieler zu seinen Kunden.

J. H. Pilates war davon überzeugt, dass der moderne, hektische Lebensstil, schlechte Haltung und ineffiziente Atmung die Wurzel vieler körperlicher Beschwerden seien, und widmete sein Leben der Entwicklung von Trainingstechniken zur Vorbeugung und Heilung dieser Beschwerden. Er war ein »Gesundheitsapostel« und glaubte daran, dass Fitness das Leben bereichere. Pilates sah im Mittelpunkt seiner Methode immer die Wirbelsäule als tragendes und vor allem mobilisierendes Element an. Einer seiner Glaubenssätze lautete: »Ein Mensch ist so alt wie seine Wirbelsäule!« Tatsächlich bewegen wir uns heute immer weniger und müssen die Folgen der zivilisationsbedingten Hinwendung zur sitzenden Lebensführung in Form von Rückenbeschwerden und chronischen Rückenproblemen oder -erkrankungen schmerzhaft erleben.

1926 wanderte Pilates nach New York aus und gründete dort sein erstes Studio, wo er gemeinsam mit seiner Frau Clara seine bis heute als »Pilates-Methode« bekannte ganzheitliche Trainingstechnik unterrichtete, die als eine ständige Weiterentwicklung von Contrology betrachtet werden kann.

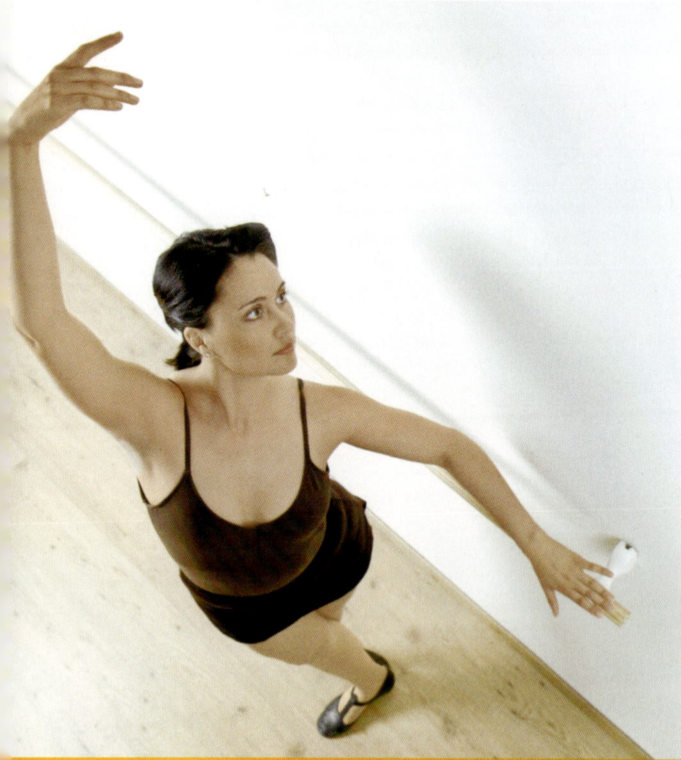

Das Studio befand sich im Gebäude des »New York City Ballet«, was die Nähe der Methode zum Tanz erklärt. Schon bald war das Studio ein Geheimtipp der New Yorker Fitnessszene und zahlreicher Stars aus Theater- und Ballettkreisen. Ballettgrößen wie Martha Graham, Hanya Holm und George Balanchine waren ebenso Schüler seines Instituts wie Mitglieder der gehobenen Gesellschaft, Politiker, Geschäftsleute und zahlreiche Sportler.

Die Pilates-Methode wurde in den 1940er-Jahren in New York, später auch in Hollywood und an der gesamten Westküste der USA sehr berühmt. In den letzten Jahrzehnten entwickelte sich Pilates zum Wellnesstrend und wurde von immer mehr Trainern und Übenden auf der ganzen Welt aufgegriffen. Viele Prominente wie Julia Roberts, Madonna, Tina Turner, Tiger Woods, John Travolta u. v. a. praktizieren die Methode und sind von Pilates begeistert.

Joseph Pilates arbeitete sein ganzes Leben lang an der Entwicklung und Verfeinerung seiner Methode und unterrichtete bis zu seinem Tod im Jahre 1967. Zunächst führte seine Frau Clara das New Yorker Studio weiter. Sie wurde von Schülern abgelöst, die den Unterricht fortsetzten und andere inspirierten, die Pilates-Methode weiter zu lehren. Die Pilates-Trainingsphilosophie ist inzwischen weltweit anerkannt, und die Grundlagen werden nach und nach in verschiedene Fitnessbereiche integriert.

In seinen Büchern über seine Trainingsmethode betont Joseph Pilates insbesondere deren geistige und spirituelle Vorzüge für Körper, Geist und Seele. Darüber hinaus gibt er wertvolle Anregungen zu einer gesunden Lebensführung. Ihm ging es darum, anderen Menschen den Weg zu körperlicher und geistiger Erfüllung zu weisen und dadurch den Grundstein für ein glückliches Leben zu legen. Joseph Pilates praktizierte selbst bis ins hohe Alter. Er starb mit 87 Jahren in New York.

DIE PILATES-METHODE

»Konzentriere dich bei jedem Training auf die korrekte Ausführung der Ubungen. Wenn du sie unpräzise ausführst, verlieren sie größtenteils ihre Wirkung.«

J. H. PILATES

Die Pilates-Methode ist ein ganzheitliches Training für Körper und Geist, bei dem vor allem die tief liegenden, kleinen, aber meist schwächeren Muskelgruppen angesprochen werden, die für eine korrekte und gesunde Körperhaltung verantwortlich sind. Das Training schließt Kraftübungen, Muskelaufbau, Stretching sowie Entspannung und bewusste Atmung ein. Es ist zum Teil auch zur Rehabilitation nach Unfällen geeignet – Informationen hierzu erteilen diverse Krankenkassen bzw. sachkundige Ärzte und Physiotherapeuten. Es ist wichtig, sich zur richtigen Einführung in die Theorie und Praxis der Methode etwas Zeit zu nehmen und die Prinzipien des Trainings zu verinnerlichen und zu befolgen, um Bewegungs- und Haltungsfehler zu vermeiden. Generell ist die Verletzungsgefahr jedoch sehr gering.

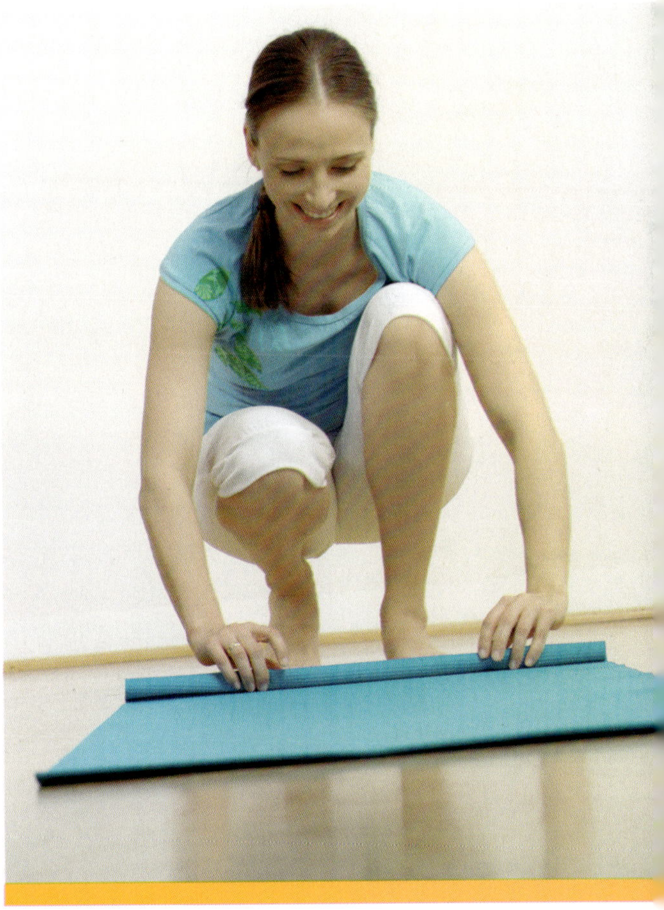

Die wesentlichen Prinzipien der Pilates-Methode sind Kontrolle, Konzentration, Präzision, bewusste Atmung, Zentrierung, Entspannung, Bewegungsfluss und Koordination.

PILATES: WIRKUNG UND TRAININGSEFFEKTE AUF EINEN BLICK

- Stärkung der Muskulatur
- Wiederherstellung der muskulären Balance
- Verbesserung der Kondition
- Bessere Bewegungskoordination
- Gute Körperhaltung
- Erhöhte Körperwahrnehmung
- Stressabbau und Entspannung
- Lösung von Blockaden und Verspannungen
- Linderung von Rückenbeschwerden und Schmerzen
- Vitalisierung von Körper und Geist
- Innere Ausgeglichenheit
- Besseres Körperbewusstsein
- Mehr Lebensfreude und Energie

Bei chronischen Schmerzen und Krankheiten (Rücken- und Kopfschmerzen, Haltungsschäden etc.) wirkt Pilates heilsam und wird daher auch von Osteopathen, Chiropraktikern, Orthopäden und Physiotherapeuten empfohlen.

Pilates ist ein hocheffektives Trainingsprogramm, das in Kombination mit einer gesunden, leichten Kost ebenso zur Gewichtsreduktion wie zur Formung der Körperkonturen beitragen kann. Die hohe Wirksamkeit der Übungen wird mit nur wenigen Wiederholungen erreicht, wodurch auch die Rehabilitation nach Verletzungen erleichtert werden kann. Die Übungsmethode stärkt zudem den Willen und fördert die innere Disziplin. Da Körper und Geist angesprochen werden, wird auch die Stimmung gehoben. Sie erlangen eine höhere Selbstakzeptanz und schärfen Ihre Aufmerksamkeit.

Grundlage aller Übungen ist das Trainieren der Stützmuskulatur, des oben bereits erwähnten Powerhouse. Insbesondere die Muskeln des Beckenbodens und die tiefe Rumpfmuskulatur werden gezielt gekräftigt. Alle Bewegungen werden langsam und fließend ausgeführt, sodass die Muskeln und Gelenke geschont werden. Gleichzeitig wird die Atmung geschult.

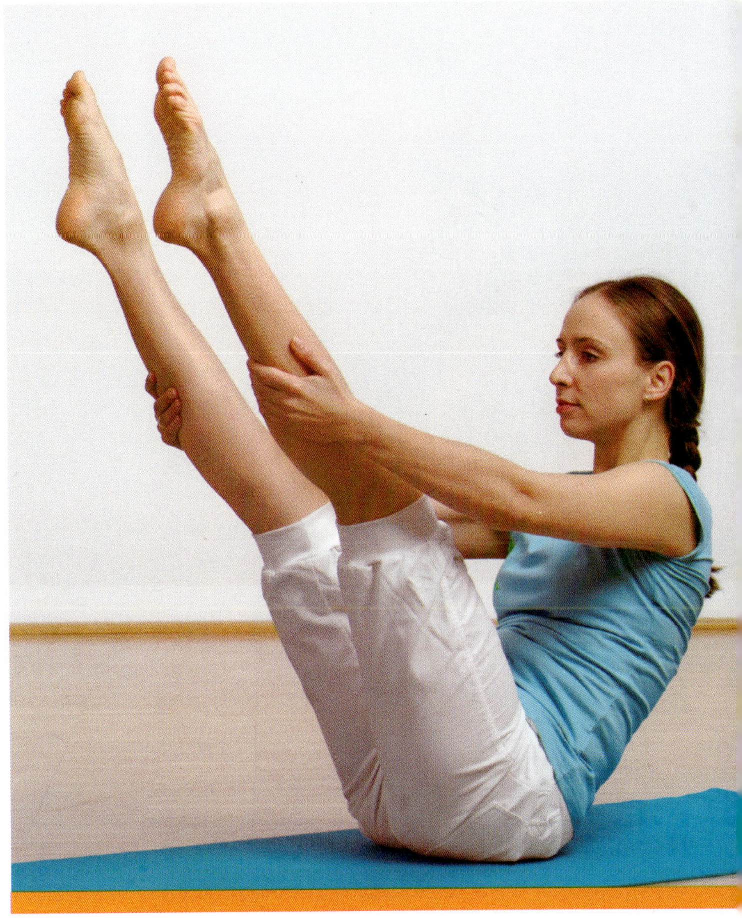

Anfänger sollten das Training zunächst langsam beginnen und insbesondere auf die genaue Ausführung der Bewegungen achten.

Pilates entwickelte zusätzlich zum Mattentraining fünf spezielle Geräte (genannt: Reformer, Cadillac, Chair, Barrel, Spine Corrector), um seinen Schülern eine Unterstützung bei der Ausführung der Übungen zu geben. Auf die Erläuterung der Trainingsmaschinen wird in diesem Buch bewusst verzichtet. Unser Fokus sind die Pilates-Übungen am Boden bzw. auf der Matte. Sie wechseln ab zwischen Dehnung, Entspannung und Kräftigung der Muskulatur.

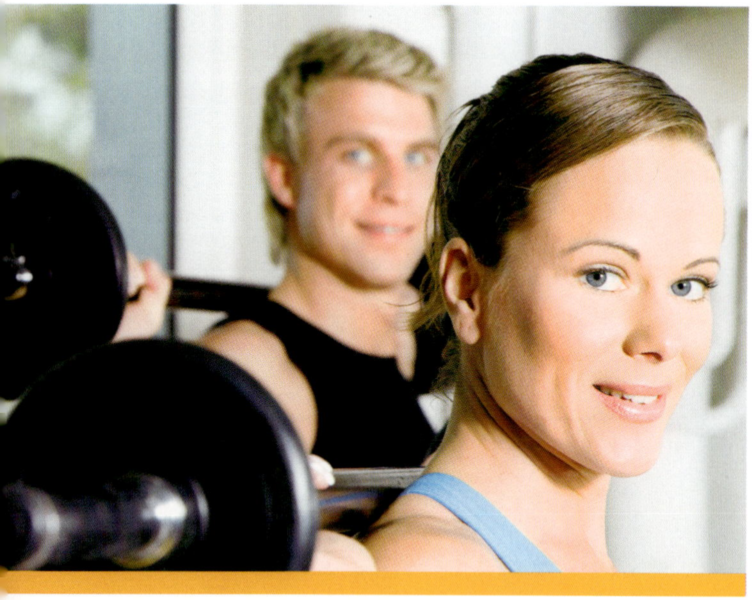

DIE PILATES-TRAININGSPRINZIPIEN

Pilates betonte gegenüber seinen Schülern immer wieder die Wichtigkeit seiner Trainingsprinzipien, ohne die seiner Meinung nach langfristig kein Trainingserfolg erreicht werden könne. Sie werden im Folgenden kurz erläutert und sollten bei der Durchführung des Pilates-Work-outs unbedingt befolgt werden.

KONTROLLE

Joseph Pilates sagte einmal: »Absolute Körperkontrolle ist die Voraussetzung für die Meisterschaft des Geistes.« Die Kontrolle jedes Übungsdetails, jedes Körperteils, der Atmung usw. ermöglicht erst die exakte Ausführung jeder Übung bis ins letzte Körpersegment. Kontrolle bedeutet z. B., den Rücken bewusst gerade zu halten und die Körpermitte zu aktivieren (vgl. Übungen zur Stärkung des Powerhouse usw.). Das sich daraus ergebende Trainingsresultat ist eine gute Körperbeherrschung. Außerdem sollen durch die Bewegungskontrolle die kleineren Muskeln gestärkt werden, die sonst beim Training wenig Beachtung finden.

Kontrollierte Bewegungsabläufe sind effektiver als nachlässig ausgeführte Wiederholungen. Das bestätigen auch Sportmediziner. Angenehmer Nebeneffekt: Sie übertragen diese Aufmerksamkeit in den Alltag und verändern schon bald schlechte Bewegungsmuster.

Bei der Pilates-Methode zählt eher die Qualität der Übungsausführung als die Anzahl der Übungen bzw. der Übungswiederholungen. Geist und Körper werden durch die Bewegung und Atmung geeint. Das Powerhouse stellt dabei die Zentrale dar, aus der heraus die verschiedenen Muskelgruppen so kontrolliert und isoliert wie möglich bewegt werden, wobei der Rest des Körpers möglichst entspannt bleibt.

KONZENTRATION

Mithilfe von Konzentration sollen Körper und Geist in Einklang gebracht werden. Die Konzentration sollte sich beim Üben auf die Atmung, die Haltung, die Position und die Körpermitte richten. Gedanken lenken unsere Bewegungen in jedem Moment unseres Lebens, der Geist steuert und erfüllt somit den gesamten Körper. Konzentrieren wir uns und sind wir achtsam, können wir unseren Körper bewusst wahrnehmen und Körperprozesse positiv beeinflussen. Folgende Fragen helfen, die Konzentration richtig zu lenken:

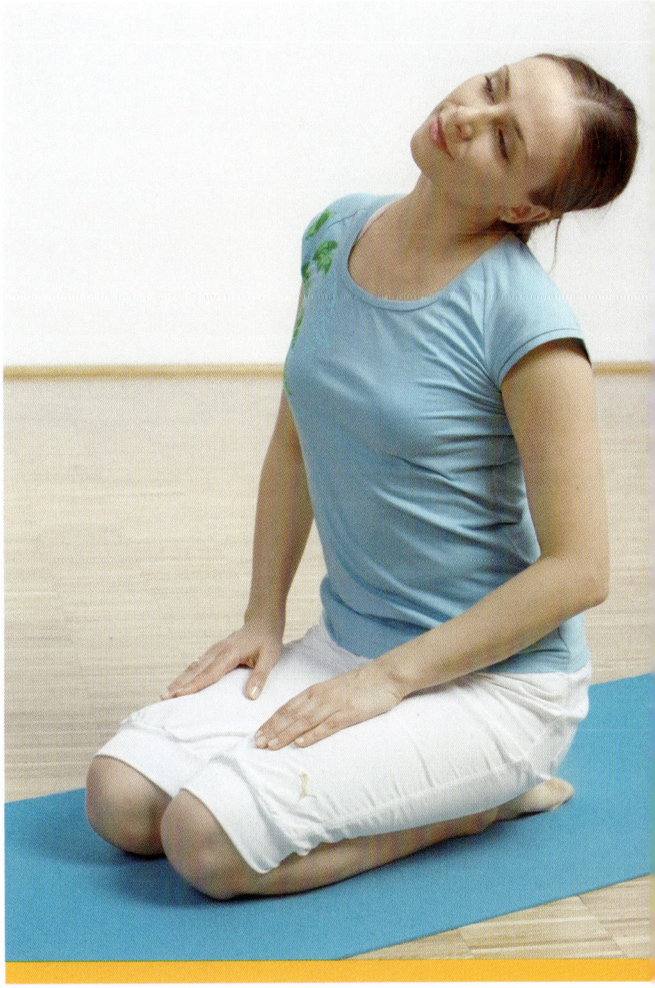

- Sind die Schultern locker und nicht angespannt?
- Ist der Brustkorb »geweitet«?
- Befindet sich das Becken in einer neutralen Position (nicht vorgeschoben, kein Hohlkreuz)?
- Sind Knie und Ellbogen locker oder zu stark durchgestreckt?

Je besser Sie Ihre Bewegungen koordinieren, desto besser gelingt es Ihnen, die einzelnen Übungen fließend ineinander übergehen zu lassen.

PRÄZISION

Genaue Bewegungsausführung garantiert den optimalen Erfolg der Pilates-Methode. Pilates legte großen Wert auf präzise ausgeführte Bewegungen. Jede Bewegung soll mental kontrolliert werden, die Aufmerksamkeit, ähnlich wie in der fernöstlichen Kampfkunst, ganz auf den Körper gerichtet sein, die Bewegungen müssen exakt ausgeführt werden. Es kann beim Üben hilfreich sein, zunächst Schritt für Schritt vorzugehen und in die einzelnen Trainingspositionen »hineinzuspüren«, um so zu möglichst genauer Koordination von Atmung, Bewegung und Haltung zu gelangen.

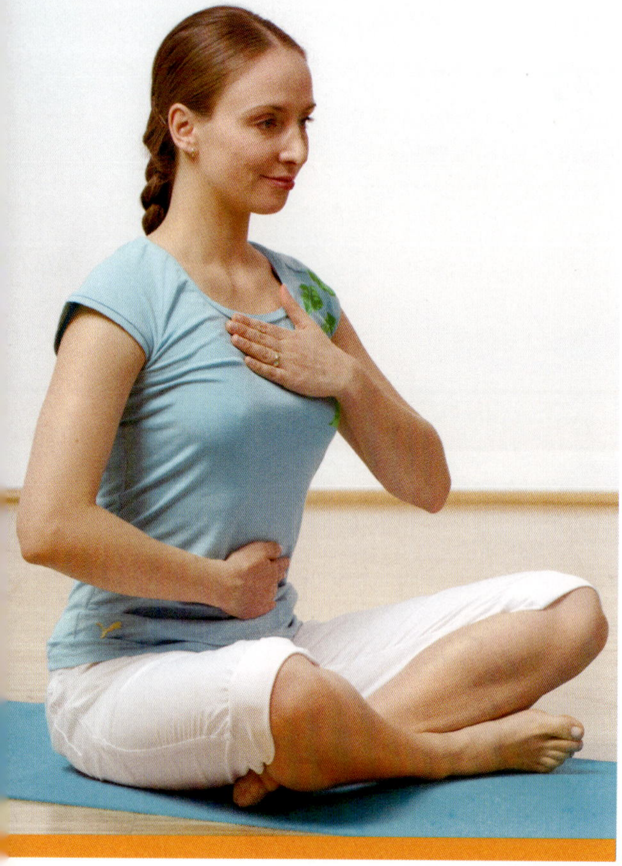

ATMUNG

Die bewusste Atmung spielt bei der Pilates-Methode eine zentrale Rolle. Das Atmen ist der erste und letzte Akt eines jeden Menschen auf dieser Welt. Die Atmung ist das Bindeglied zwischen Körper und Geist. Eine volle und tiefe Atmung ist wichtig, denn je mehr Sauerstoff in den Lungen verarbeitet wird, desto leistungsfähiger werden unsere Muskeln. Dabei ist es wichtig, die Lungen beim Ausatmen komplett zu entleeren, um sie dann wieder mit frischem Sauerstoff anzufüllen. Dadurch erhalten die Zellen mehr Sauerstoff und können die im Körper angesammelten Schadstoffe ausscheiden. Die spezielle Pilates-Atemtechnik geht über unsere normale, relativ flache Atmung hinaus, da zur völligen Entleerung der Lunge zusätzliche Muskelkraft eingesetzt wird. Es ist äußerst wichtig, niemals die Luft anzuhalten, denn dadurch wird die Muskelarbeit eingeschränkt, und es stellen sich Verspannungen ein. Um dem wirksam entgegenzuwirken, wird die Atmung in das Zwerchfell trainiert. Der Atem fließt gleichmäßig durch die Nase in die Lungen hinein und durch den Mund wieder heraus. Pilates favorisiert eine seitlich ausdehnende Brustatmung und damit eine komplette Füllung der Lungenflügel. Das Ausatmen ist genauso wichtig wie das Einatmen, denn die Luft, die sich noch in Ihren Lungen befindet, ist verbraucht und behindert Sie dabei, neue frische Luft zu schöpfen. Das Luftholen geschieht am besten mit dem ganzen Körper: Sie können Ihren Hals, Ihren Brustkorb, Ihren Bauch und sogar Rücken und Becken in die Atmung einbeziehen. So lockern sich Verspannungen und Muskelverhärtungen mitunter von selbst.

ZENTRIERUNG

Mit Zentrierung ist die Stärkung der vom Brustkorb bis hinunter zum Beckenboden reichenden Körpermitte gemeint. Stellen Sie sich Ihr Powerhouse vor wie ein Korsett, das die inneren Organe hält und die Wirbelsäule stützt. So wie ein Haus ein Fundament benötigt, braucht auch unser Körper ein starkes Zentrum, das ihn trägt und die obere und untere Region verbindet, geschmeidig macht und trägt. Die Konzentration auf das Powerhouse führt zu einer optimalen Körpersymmetrie, der Joseph Pilates stets eine zentrale Bedeutung beimaß. Die Stärkung der Powerhouse-Muskulatur kräftigt vor allem den Rücken und kann sich bei Rückenschmerzen und -problemen ausgesprochen positiv auswirken.

FLIESSENDE BEWEGUNGEN

Alle Pilates-Übungen werden in fließenden Bewegungssequenzen hintereinander ohne längere Unterbrechungen oder Atempausen ausgeführt. Es gibt keine isolierten Bewegungen wie z. B. im Hatha-Yoga: Obwohl sich Joseph Pilates vom Yoga inspirieren ließ, lehnte er diese spezielle Form des Yoga für sich als zu starres Konzept ab (dem Pilates-Ansatz entspricht am ehesten das Power-Yoga-Konzept mit seinen typischen fließenden und verbundenen Übungen, die von der eigenen Atmung getragen werden. Ursprünglich entstammt diese Yogaform dem klassischen indischen Ashtanga-Yoga, das bereits über 5000 Jahre alt ist). Alle Pilates-Übungen werden in dynamischer, verbundener Form durchgeführt.

ENTSPANNUNG

Bewusste Entspannung soll helfen, Verspannungen zu lösen. Atem und Konzentration richten sich auf Blockaden und angespannte Muskelregionen und ermöglichen so das freie Fließen von Energie durch den gesamten Körper. Entspannung ist bei Pilates nicht das Gegenteil von Körperspannung, sondern zielt auf Gegenbewegungen zu angespannten Muskelpartien und auf innere Gelassenheit ab. Herkömmliche Gymnastikübungen starten mit Aufwärmübungen bzw. dem Warm-up. Das ist bei Pilates nicht anders, doch dem geht eine Phase der bewussten Entspannung voran, die mindestens 5 Minuten dauern sollte. Der Grund: Unser Geist im »Alltagszustand« ist zu fahrig für die bei Pilates verlangte Konzentration. Deshalb: Erst zur Ruhe kommen!

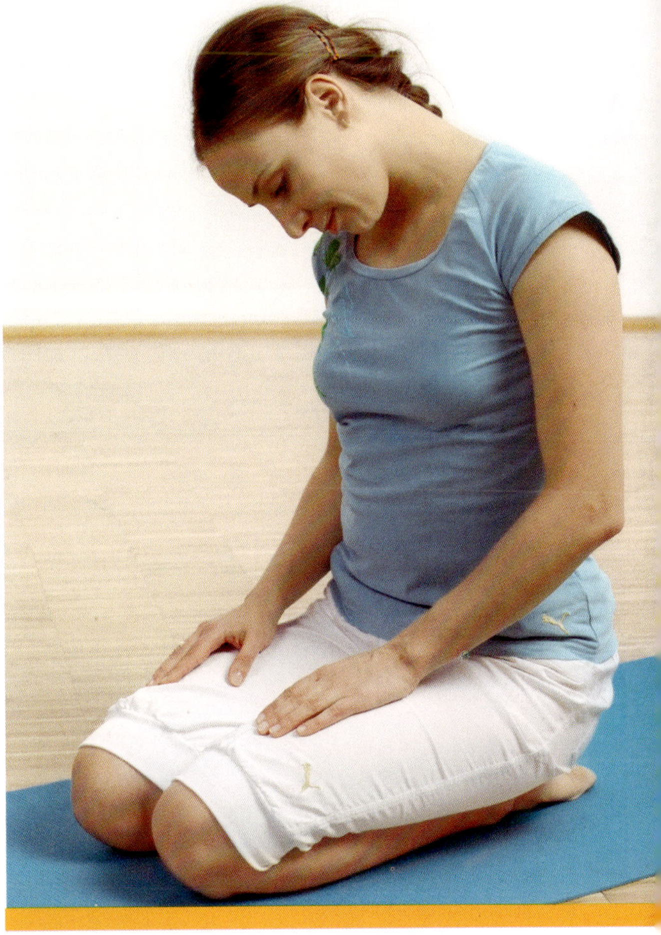

VERBESSERTE BALANCE UND KÖRPERSYMMETRIE

Im Pilates-Training spielen Balance, Körpersymmetrie und Gleichgewicht eine herausragende Rolle! Ohne Gleichgewicht können wir nicht oder nur schlecht existieren. Menschen sind »zweiseitige« Wesen mit einer rechten und einer linken Körperhälfte, die sich nicht immer gleichmäßig bewegen und entwickeln. Muskuläre Ungleichgewichte können ernsthafte Probleme hervorrufen.

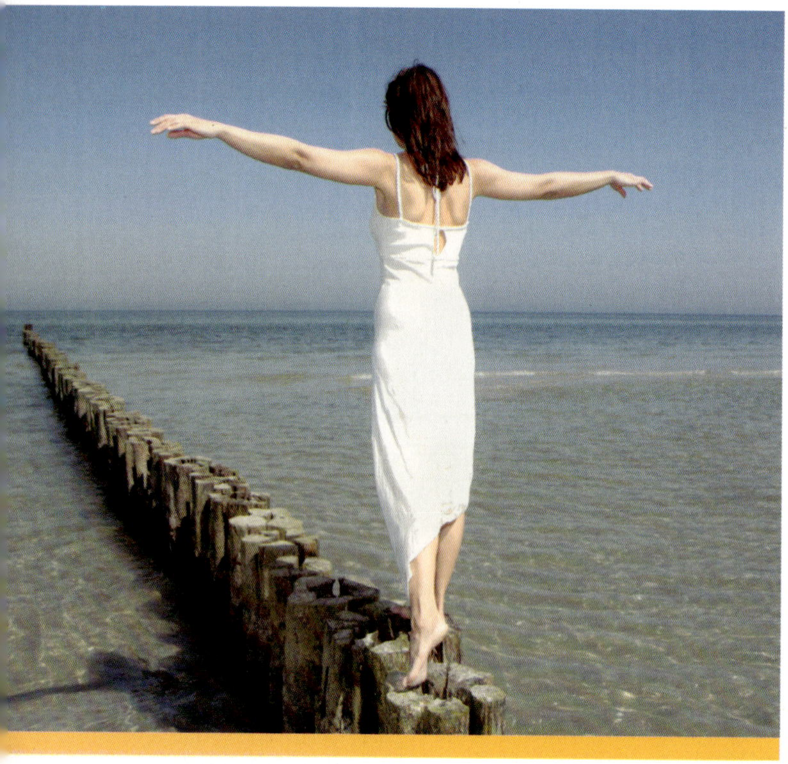

Wenn eine Körperhälfte z. B. bevorzugt trainiert oder benutzt wird oder es über Monate und Jahre hinweg zu einseitigen Haltungen kommt (z. B. beim Sitzen oder Liegen), kann dies zu chronischen Schmerzen und Belastungen für den Körper führen. Unser Alltag zwingt uns bisweilen Haltungen auf, die uns körperlich aus dem Gleichgewicht bringen.
So können sich etwa Muskeln verkürzen, und es entstehen Muskeldysbalancen, die möglicherweise weitere Bewegungsabläufe einschränken. Mit dem Pilates-Training können derartige Ungleichgewichte wieder behoben werden. Die gleichmäßige, symmetrische Ausführung der muskulären Aktivität unter Kontrolle des Powerhouse und eine intensive Körperwahrnehmung helfen, die Balance beider Körperhälften wiederherzustellen und den Körper damit in eine gesunde Ausgangsbasis zu bringen.

Außerdem kann durch das genaue Hineinspüren in bestimmte Körperregionen die Wahrnehmung für körperliche Prozesse gesteigert werden. Man kann etwa Verspannungen bereits im Voraus entgegenwirken, indem man dem Stress gezielt mit Entspannungsübungen und entspannender, ruhiger Atmung begegnet. Schärfen wir unsere Wahrnehmung, statt eilig über das eigene körperliche Befinden hinwegzugehen, wecken wir auch unsere ureigenen Heilkräfte bzw. den »inneren Doktor« in uns, der am besten weiß, was uns guttut und was nicht.

Wenn wir uns wohlfühlen, entspannt sich unser gesamter Körper. Innerer Druck kann leichter von uns abfallen, die Muskeln werden weicher, und wir sind in Kontakt mit unseren tiefen Bedürfnissen und können diese besser befriedigen.

DIE VORTEILE DER PILATES-METHODE

Lange Zeit war die Trainingsmethode nur bei Spitzensportlern, Tänzern und Schauspielern bekannt und verbreitet. So nutzen beispielsweise zahlreiche Balletttänzer Pilates zur Körperkräftigung und zur Stabilisierung ihrer Muskulatur. Pilates ist ideal dazu geeignet, den Körper wieder ins Lot zu bringen und die eigene Mitte zu finden.

Für Menschen mit Rücken- oder Gelenkbeschwerden ist ein herkömmliches Training nicht immer sinnvoll, ja es kann sogar eher schaden als nutzen. Diese Gefahr ist bei Pilates nicht gegeben: Das Training ist muskel- und gelenkschonend, da ohne große Gewichte oder Sprünge trainiert wird. Alle Bewegungen werden bewusst langsam und harmonisch durchgeführt. Es geht insbesondere um die Stärkung der Muskeln, die Stabilisierung der Körperhaltung und das Steigern der eigenen Beweglichkeit ohne allzu große Belastung des Körpers. Pilates eignet sich für jeden, für Einsteiger und Geübte, für Sofahelden, Profisportler oder von Rückenschmerzen geplagte Computertäter.

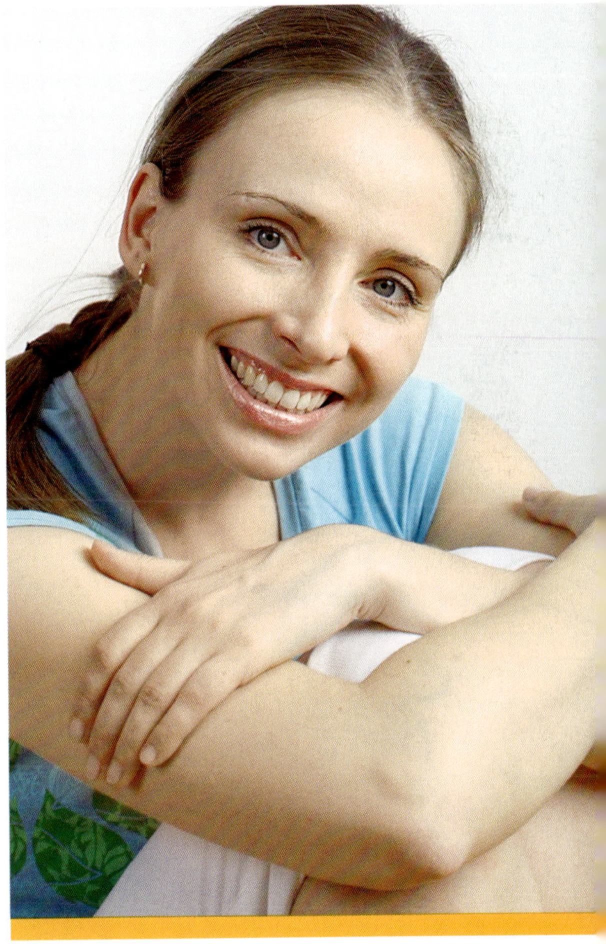

Das Training kann problemlos zu Hause durchgeführt werden, da außer einer Gymnastikmatte keine zusätzlichen Fitnessgeräte benötigt werden. Entscheidend für die Wirksamkeit der Übungen sind das Verständnis ihrer Wirkungsweise und die genaue, kontrollierte Ausführung. Beschäftigen Sie sich mit der Pilates-Methode, bevor es losgeht!

Empfehlenswert ist es, zwei- bis dreimal wöchentlich ca. 30 bis 45 Minuten zu trainieren. So verbessern sich schon bald Körpergefühl, Atmung und Konzentration sowie die Fähigkeit zu entspannen.

Die Pilates-Übungen sind eine ausgewogene Mischung aus Stretching, Yogapositionen, Kräftigung und Entspannung, die bei Rückenschmerzen und Haltungsschäden viel Linderung bringen können.

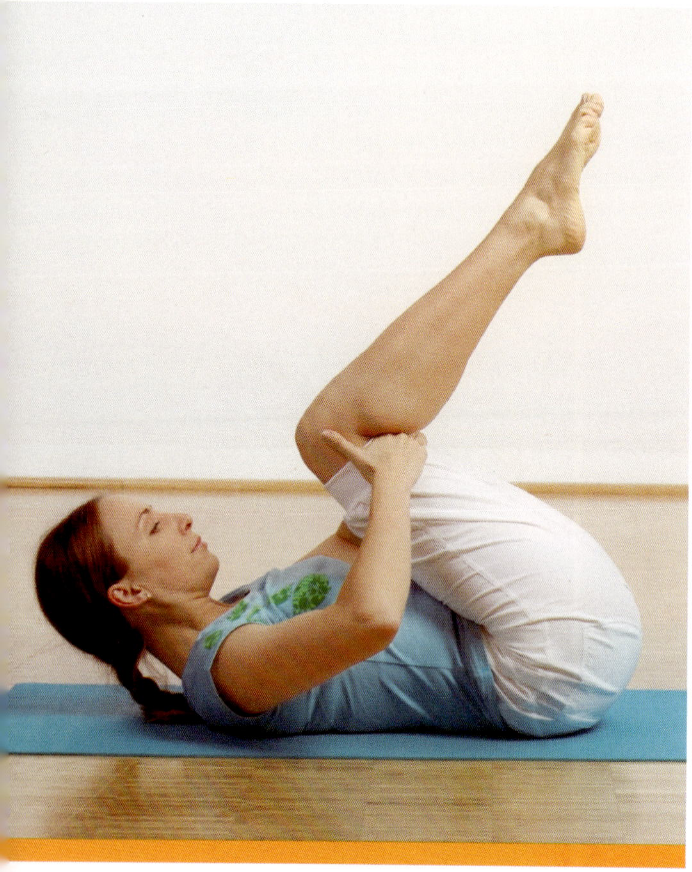

Pilates verbessert das Körpergefühl und die Körperhaltung. Die Bewegungen und der Gang werden harmonischer. Die Konzentration auf die Atmung ist ein wichtiges Element beim Pilates-Training, und sie leistet einen wesentlichen Beitrag zu Entspannung und Stressabbau. Nicht zuletzt eignet sich Pilates auch hervorragend zur Vorbeugung und zur Linderung von Rückenbeschwerden und zur Rehabilitation nach Verletzungen. Trotzdem ist es ratsam, im Zweifelsfall vor Beginn des Trainings einen Arzt zu konsultieren. Vorsichtig sollte man etwa bei schweren akuten Schmerzen, z. B. bei einem Bandscheibenvorfall, sein. Wenn überhaupt, sind bestimmte Übungen dann nur nach ärztlicher Anweisung durchzuführen.

Auf der Grundlage seiner vielfältigen Erfahrungen mit verschiedenen Trainingsmethoden fügte J. H. Pilates die besten Teile daraus zu einem einzigen und einzigartigen Training zusammen und verband damit alte und neue, östliche und westliche Trainingstech-niken und Einsichten in die Funktionsweise von Körper und Geist.

Insgesamt gibt es heute ungefähr 500 verschiedene Pilates-Übungen. Sie lassen sich in leichte und etwas anspruchsvollere Übungssequenzen für Anfänger, Geübte und Fortgeschrittene unterteilen und sind im folgenden Praxisteil entsprechend gekennzeichnet.

Pilates-Kurse werden heute beinahe in jeder Stadt angeboten, etwa von Volkshochschulen oder Fitnessstudios. Es ist unbedingt zu empfehlen, sich mit den theoretischen und praktischen Grundlagen der Trainingsmethode sowie mit den nötigen Hintergrundinformationen vertraut zu machen, damit man die Pilates-Trainingsprinzipien versteht und umsetzen kann. Es ist wichtig, die exakte Übungsausführung zu erlernen, um Fehler zu vermeiden und optimalen Nutzen aus den Übungen ziehen zu können. So empfiehlt es sich, sich mit den im Praxisteil vorgestellten Übungen Schritt für Schritt vertraut zu machen, statt in Windeseile durch das gesamte Programm zu hetzen.

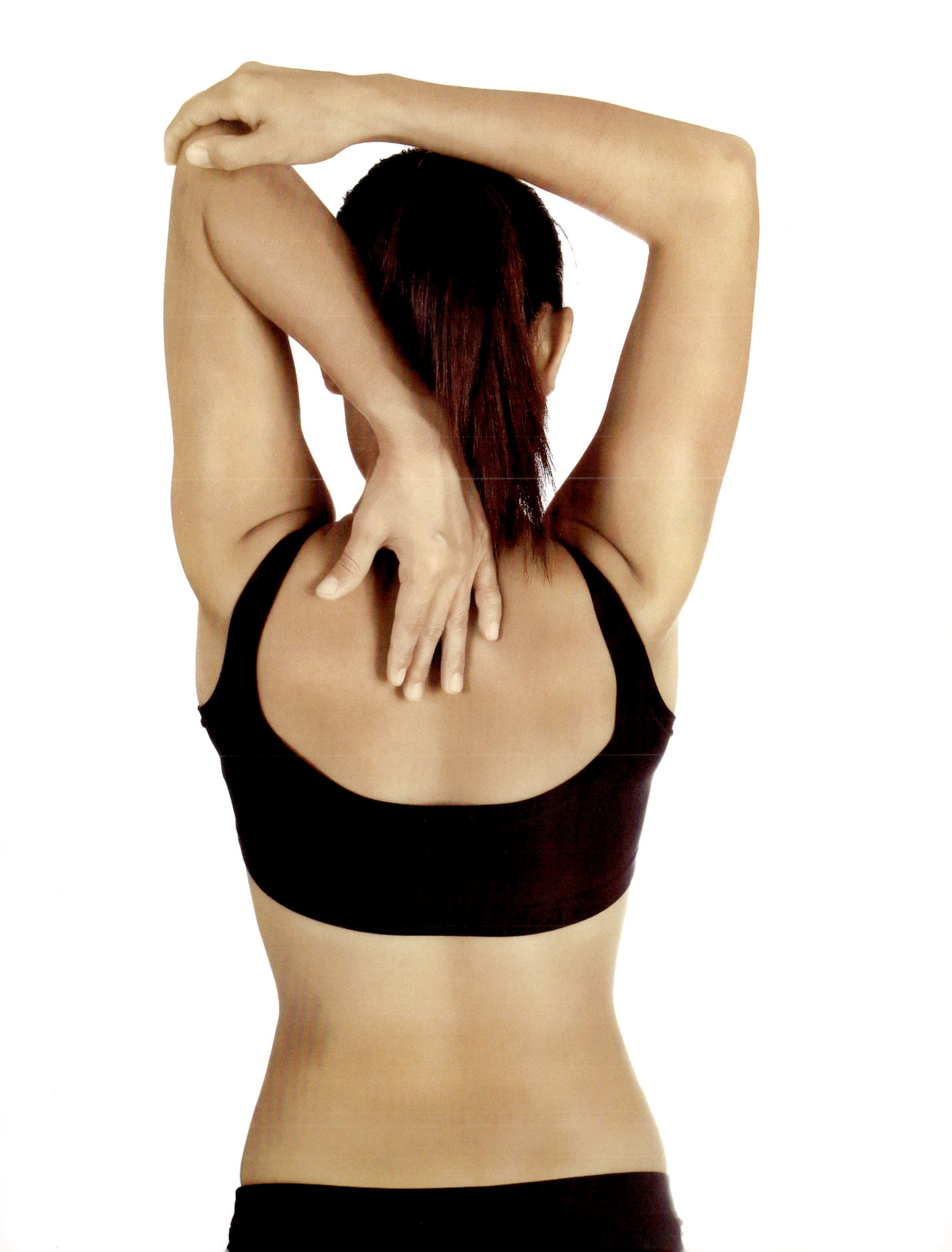

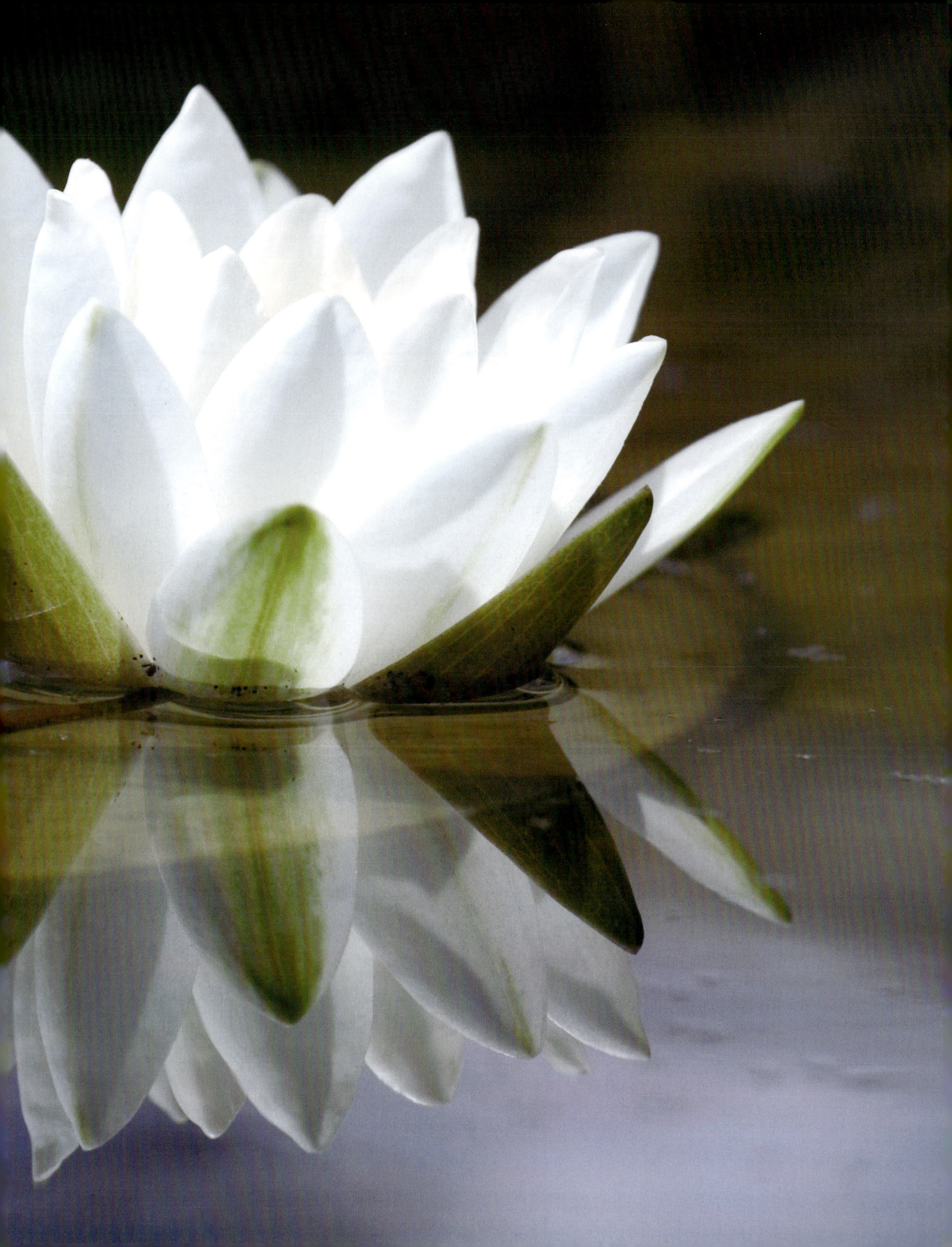

II. GRUNDLAGEN DES PILATES-TRAININGS: GANZHEITLICHE FITNESS FÜR KÖRPER UND GEIST

HALTUNGSPROBLEME LÖSEN

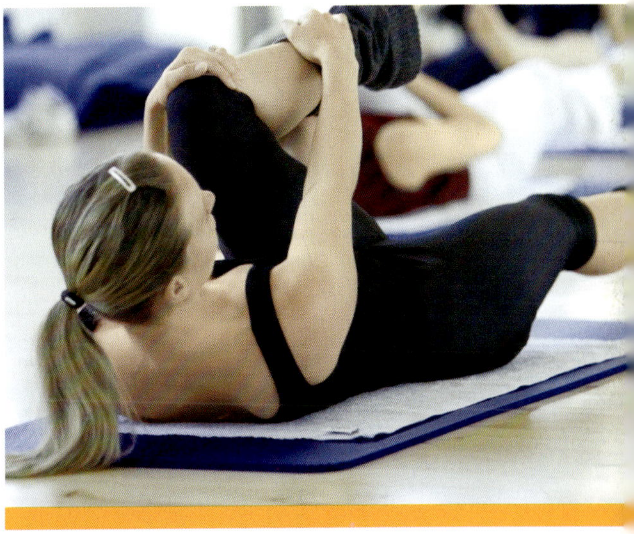

Joseph Pilates strebte danach, den ganzen Menschen anzusprechen, seine Gefühle, seinen Geist und seinen Körper. An dieser Stelle soll es zunächst um seinen Ansatz zur Korrektur körperlicher Fehlhaltungen gehen, die wir uns im Laufe des Lebens aneignen. Betroffen sind vor allem die Haltung von Kopf, Rücken, Brustkorb und Becken. Auch fehlende Bauchmuskulatur kann zu Haltungsproblemen führen.

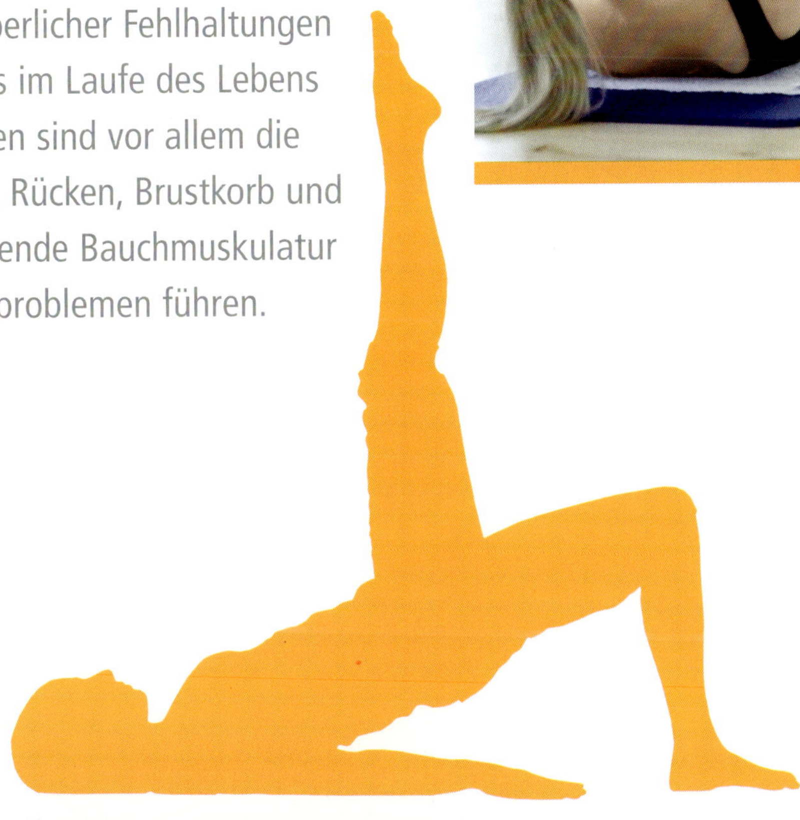

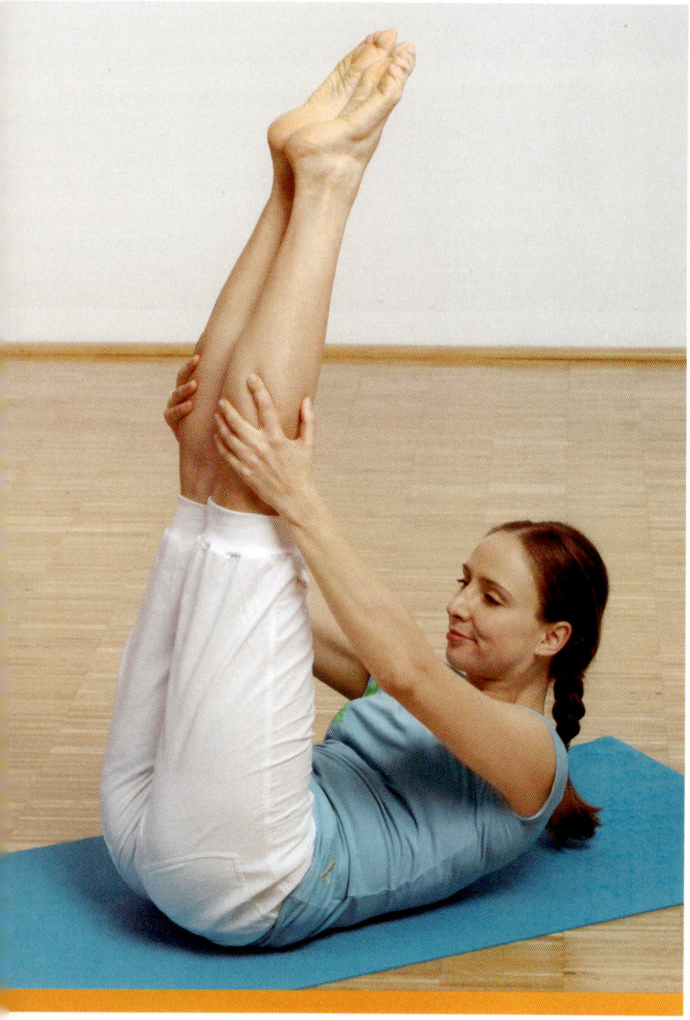

Heute haben wir in unseren jungen Lebensjahren noch intakte Haltungs- und Bewegungsmuster, doch aufgrund unserer modernen Lebensbedingungen (Schulbänke, Computerspiele, Bürojobs, Arbeitsplatz) kommt es schon bald zu untypischen und wenig abwechslungsreichen Haltungen. Wir leiden unter Bewegungsmangel und sitzen auch in der Freizeit zu viel. Es fehlt der körperliche Ausgleich, und unsere Stützmuskulatur baut ab. Das alles bleibt nicht ohne Folgen für den Rücken.

Unsere Wirbelsäule sieht von der Seite wie ein doppeltes S aus. Sie wird in fünf einzelne Abschnitte unterteilt: Halswirbelsäule, Brustwirbelsäule, Lendenwirbelsäule, Kreuzbein und Steißbein.
Die Halswirbelsäule weist eine Biegung nach innen auf, die Brustwirbelsäule wölbt sich dagegen nach außen, die Lendenwirbelsäule wieder nach innen und Kreuz- und Steißbein nach außen. So ergibt sich eine doppelte, S-förmige Krümmung, die beim aufrechten Gang Stöße und Erschütterungen auffängt und auf die gesamte Wirbelsäule verteilt. Damit sich ein Mensch aufrichten kann, braucht er eine starke Muskulatur. Diese Muskeln bilden ein Gegengewicht zur Schwerkraft.

Sitzen wir zu viel, wird die Bauchmuskulatur geschwächt, und es kommt zu Verspannungen und Rückenschmerzen. In diesem Fall hilft nur ein gezieltes Training, das den Rücken stärkt und Haltungsschäden korrigieren hilft. Beim Po sind es drei Muskelpartien, die für eine gute Haltung und schöne Formen sorgen: der kleine, der mittlere und der große Gesäßmuskel. Letzteren zu trainieren ist besonders wichtig, wenn der Po fest bleiben soll. Sitzt man zu viel, wird die Gesäßmuskulatur unterfordert, und die Hüften werden nicht mehr optimal gehalten. Doch auch hier schafft die Pilates-Methode Abhilfe und sorgt wieder für eine gute Form.

Unsere Beine brauchen ebenfalls ein gutes Training. Die Abduktoren, mit denen sich die Beine auswärts abspreizen lassen, müssen aktiviert werden. Gegenspieler sind die Adduktoren, die für die Einwärtsbewegungen verantwortlich sind. Diese beiden Muskelstränge sind weniger genutzt als die Beinstrecker (vorderer Oberschenkelmuskel), die beim Stehen, Gehen und Bücken ständig tätig sind. Der Beinbeuger ist der meist passive Gegenspieler, der sich durch mangelnde Beanspruchung oft verkürzt – doch gezielte Oberschenkelübungen können wahre Wunder bewirken und sogar Knie- und Rückenprobleme mindern!

Voraussetzung: Bleiben Sie am Ball und tun Sie täglich etwas für sich. Steigen Sie z. B. Treppen, statt den Lift zu nehmen, gehen Sie häufiger zu Fuß. Wenn Sie außerdem regelmäßig trainieren, ist der Erfolg auf Ihrer Seite. Schon nach zwei Wochen spüren und sehen Sie die ersten Ergebnisse!

Zurück zur richtigen Haltung: Bei einer guten Brustkorbbalance liegen die Schulterblattspitzen und die unterste Spitze des Brustbeins waagerecht. Fällt der Brustkorb jedoch vorne zusammen, wird er durch den entstandenen Rundrücken verengt, was zu einer geschwächten Brustmuskulatur und geminderter Lungenfunktion führt. Der Atem kann nicht mehr frei fließen. Das verringerte Lungenvolumen bewirkt beispielsweise auch eine Einschränkung bei Ausdauerleistungen.

Wenn darüber hinaus durch eine Vorkippung des oberen Beckens die Lendenwirbelsäule in ein Hohlkreuz fällt, entstehen Belastungen, welche die Bandscheiben einseitig quetschen und zu einer vorzeitigen Abnutzung der Wirbelgelenke in diesem Abschnitt der Wirbelsäule führen. Die Lendenwirbel des Rückens sind besonders belastet, weil sie das gesamte Körpergewicht tragen müssen. Sie sind daher relativ groß.
Durch die hohe Belastung kommt es in diesem Bereich besonders häufig zu Verschleißerscheinungen. Durch Fehlhaltungen des Kopfes entsteht ein Längenverlust der Wirbelsäule. Dies führt nicht nur zu einer vorzeitigen Abnutzung der Halswirbelsäule, sondern es kann auch zu zahlreichen anderen Beschwerden kommen (Kopfschmerzen, Migräne etc.). Auch Übergewicht ist ein Problem für unseren Rücken und unsere Ausstrahlung. Abnehmen tut dem durch Übergewicht belasteten Rücken gut und lindert Rückenprobleme!

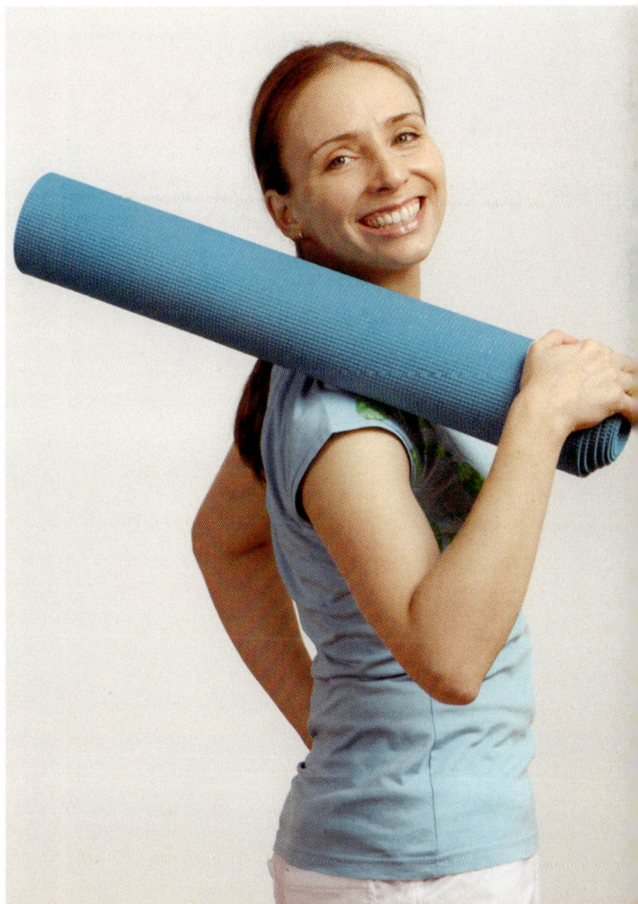

Die Ursachen für Rückenschmerzen sind vielfältig. Die Schmerzen treten meistens in der mittleren und unteren Lendenwirbelsäule auf. Man unterscheidet zwischen reinem Kreuzschmerz und in die Beine ausstrahlenden Schmerzen. Häufig ergeben sich diese aus Überlastungsproblemen der Muskulatur und des Weichteilgewebes sowie Fehlhaltungen. Außerdem unterliegt die Wirbelsäule mit zunehmendem Alter einem Verschleißprozess, der Bandscheiben, Wirbelgelenke und beteiligte Weichteile betreffen kann.

Die Funktionstüchtigkeit der Wirbelsäule ist jedoch vor allem von ausreichender Bewegung abhängig. Die tragenden Elemente, die Wirbelkörper, werden ohne Bewegung und Belastung porös, die stabilisierenden Bänder schlaff, Muskeln und Bandscheiben, die ebenfalls von Be- und Entlastung leben, werden zu guter Letzt brüchig. Die Wirbelgelenke versteifen, die Gelenkkapseln schmerzen, und die Durchblutung der Wirbelsäule verschlechtert sich. Ohne Bewegung wird die gesamte Steuerung der Wirbelsäule durch die Nerven vermindert. Wir benötigen daher so viel Bewegung wie möglich, um die Gesundheit der Wirbelsäule zu erhalten! Wenn wir uns zu wenig bewegen und täglich hohe Leistungsanforderungen hinzukommen, die großen Stress verursachen, sind Rückenschmerzen vorprogrammiert.

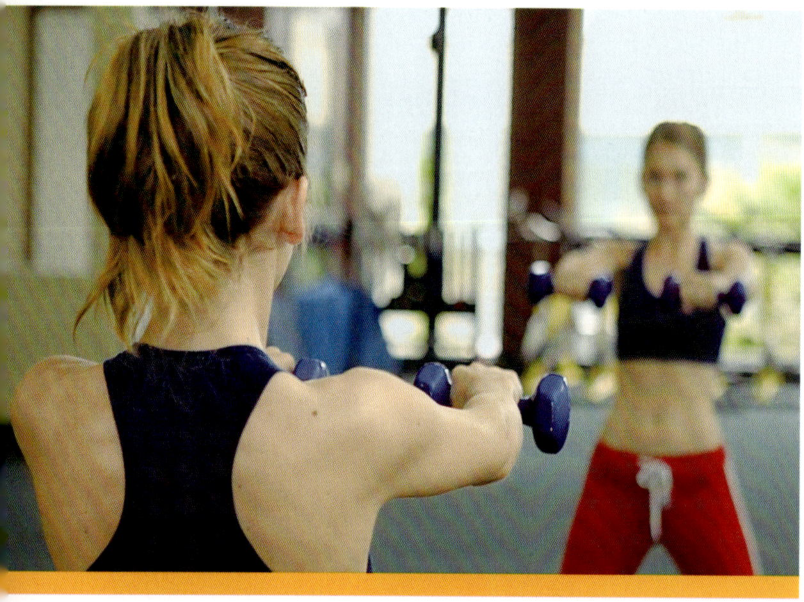

Bringen Sie Arbeit und Freizeit, Körper, Geist und Seele in Balance und überwinden Sie körperliche Beschwerden, die Sie unausgeglichen machen und langfristig belasten können. Aktivieren Sie stattdessen Ihr eigenes Energiepotenzial, entdecken Sie Ihre inneren Bedürfnisse und entscheiden Sie sich für ein gesundes Leben. Sagen Sie Nein zu negativem Stress und begegnen Sie ihm mit Pilates-Übungen zur Entspannung und Stärkung der Wirbelsäule und des Rückens.
Ein trainierter Rücken macht Sie nicht nur physisch belastbar, sondern sorgt auch für das sprichwörtliche Rückgrat: Er lässt uns aufrecht durch schwierige Situationen gehen und ermöglicht es uns, den Dingen gelassener und selbstbewusster entgegenzutreten!

Um vital, fit und beweglich zu bleiben, muss man nicht jeden Tag stundenlang trainieren, sondern man kann einfach einige Pilates-Übungen in den Alltag einbauen und zwischendurch praktizieren und zwei- bis dreimal wöchentlich das Trainingsprogramm aus dem Praxisteil absolvieren.

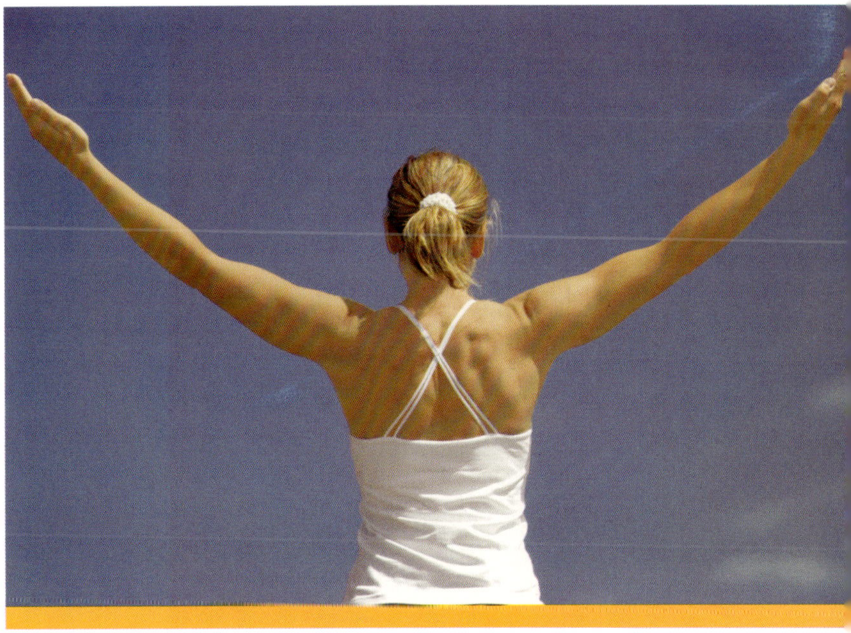

Die hier vorgestellten Übungen können Sie überall – zu Hause, zwischendurch oder unterwegs – machen. Das Resultat: mehr Power, Spaß und Lebensqualität!
Die zahlreichen Aspekte der Muskelbelastungen, Fehlhaltungen usw. haben Joseph Pilates dazu bewogen, einen gezielten Trainingsansatz zu entwickeln:

DIE PILATES-BOX

Der Brustkorb und mit ihm die Atmung waren für Joseph Pilates immer ein wesentlicher Aspekt seines Trainings. Die Ausrichtung des Brustkorbs im Rumpf nannte er »Pilates-Box«. Damit ist auch die Beziehung zu Schulter- und Beckengürtel eine entscheidende Komponente des Trainings. Diese Korrektur der Haltung des Brustkorbs, der Hals- und Brustwirbelsäule und der Schulterblätter wird im Pilates-Training wie folgt erreicht: Zunächst wird der Hals lang gezogen, d.h. der Hinterkopf wird nach oben gestreckt, und das Kinn liegt damit ein wenig näher zum Hals. Darauf folgt das bewusste Herabziehen der Schulterblätter und deren behutsames Zusammenziehen. Dadurch hebt sich das Brustbein, und der Atem fließt besser in den gesamten Brustkorb. Die Haltung wird aufrechter.

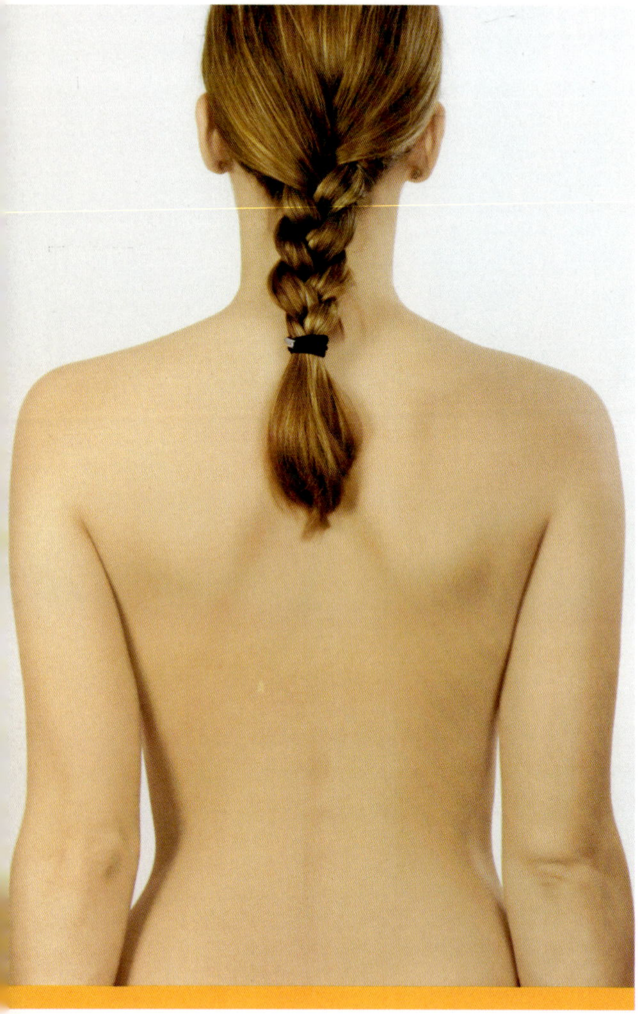

DIE WIRBELSÄULE

Die Wirbelsäule verbindet die Pilates-Box mit dem Powerhouse. Zur Erlangung einer guten Haltung und von mehr Beweglichkeit bedarf sie einer besonderen Kontrolle. Ihre exakte Ausrichtung spielt auch für unsere Atmung und damit für die Sauerstoffversorgung des Organismus eine wichtige Rolle. Es ist daher von großer Wichtigkeit, aufrecht und gerade mit der richtigen Kopfhaltung zu stehen und eingefallene Schultern und einen runden Rücken zu vermeiden. Körperliche Schwäche kann oft auf eine schlechte Haltung zurückgeführt werden, da die Energie nicht optimal im Körper zirkulieren kann. Schon deshalb soll die Wirbelsäule stark und flexibel sein. Bei fehlender sportlicher Aktivität und mangelnder Bewegung sowie durch die Wirkung der Schwerkraft wird die Wirbelsäule komprimiert: Der Mensch wird kleiner! Joseph Pilates' Gymnastikprogramm ist so konzipiert, dass es die Wirbelsäule dekomprimiert, stärkt und wieder flexibler macht.

Leider wird heutzutage die Rolle einer gesunden Wirbelsäule nicht ernst genug genommen, obwohl sehr viele Menschen unter akuten oder chronischen Rückenschmerzen und Beschwerden leiden.

STARKES POWERHOUSE

Grundlage jeder Pilates-Übung ist, wie bereits erwähnt, das Powerhouse. Dies sind die in der Körpermitte liegenden Muskeln rund um die Wirbelsäule. Die Beckenbodenmuskulatur und die tiefe Rumpfmuskulatur werden durch spezielle Übungen gezielt gestreckt. Da alle Pilates-Übungen langsam durchgeführt werden, werden dabei auch die Muskeln und Gelenke geschont.

Um Rückenbeschwerden vorzubeugen, reicht es nicht aus, allein die Rückenmuskeln zu trainieren, da die Wirbelsäule von verschiedenen Muskelgruppen gestützt wird, unter anderem von den Bauchmuskeln.

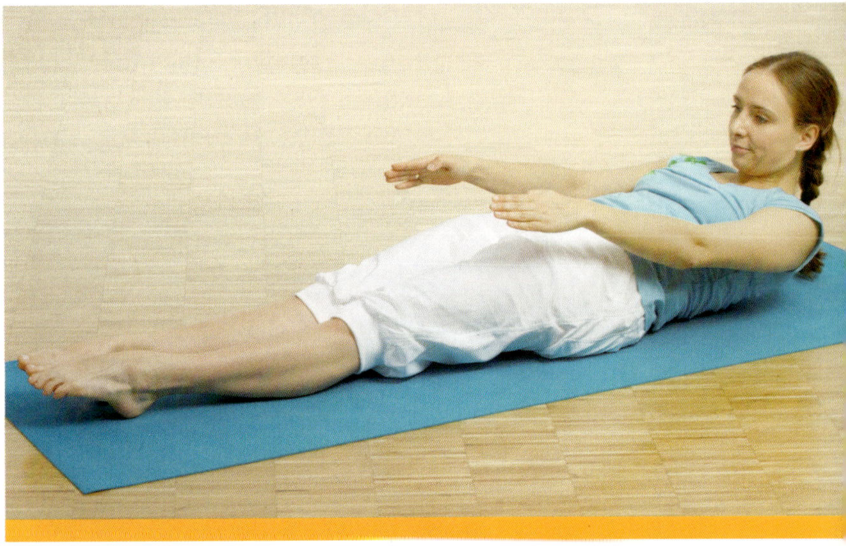

Sind unsere Bauchmuskeln schwach, entwickelt sich ein Hohlkreuz, was zu Problemen im unteren Rückenbereich führen kann, da Wirbelgelenke und Bandscheiben zusammengedrückt werden. Die Bauchmuskulatur, im Speziellen die quer verlaufenden und die mit dem Beckenboden in Verbindung stehenden Muskeln, stellen das Fundament für jede kontrollierte Bewegung dar.

Auch die Gesäßmuskulatur stützt die Wirbelsäule und sollte durch aktive Bewegung gestärkt werden. Sitzt der Mensch zu viel, verkürzen sich die Oberschenkelmuskeln. Dem kann man insbesondere mit Dehnübungen, die den Oberschenkel strecken, entgegenwirken.
Ebenfalls wichtig ist das aktive Training der Halswirbelsäule, denn wir sitzen heute immer häufiger mehr oder weniger starr am Schreibtisch und bewegen uns dort nicht ausreichend. Halten Sie sich aufrecht, um einen Rundrücken zu vermeiden. So entlasten Sie die Nackenmuskulatur.

Übergewicht und ein schwerer Bauch sind ebenfalls eine Belastung für den Bereich der Lendenwirbelsäule und begünstigen Hexenschuss und Bandscheibenvorfälle. Alle Bewegungen zur Stärkung der Muskulatur werden beim Pilates-Training aus einer starken Mitte heraus ausgeführt. Das Powerhouse stellt die konzentrierte Kraft der Körpermitte, von Bauch und Becken, dar. Um das Powerhouse zu stärken, werden die Bauchmuskeln während des Work-outs ein- und hochgezogen. Alle Übungen werden mit einer stabilen Mitte ausgeführt. Dies stärkt nicht nur die Bauchmuskeln, sondern stabilisiert und dekomprimiert auch die Wirbelsäule und sorgt für eine optimale Ausrichtung des Oberkörpers. Pilates sieht das Powerhouse als Zentrum und Ausgangspunkt jeder Übung. Eine gestärkte Bauchmuskulatur trägt maßgeblich zur Entlastung und Entspannung unserer Wirbelsäule bei. Für Spitzensportler bietet das Pilates-Training die Möglichkeit, ihre Leistungen weiter zu verbessern, da auch versteckte tiefe und kleine Muskelpartien trainiert werden.

Ebenfalls von entscheidender Bedeutung ist die Positionierung des Beckens und aller damit zusammenhängenden Gelenke, Muskeln und Organe. Beim Pilates-Training wird der Körper über die gezielte Streckung der Lendenwirbelsäule nach oben verlängert, der Nabel zieht zur Wirbelsäule, und der Beckenboden wird aktiviert und leicht gehoben. Die Sitzbeinknochen werden hierbei zusammengezogen und das Steißbein automatisch in Richtung Schambein gezogen (als würde man »den Schwanz einziehen«). Damit verlängert sich die Lendenwirbelsäule nach unten, und der untere Rücken streckt sich aufwärts.

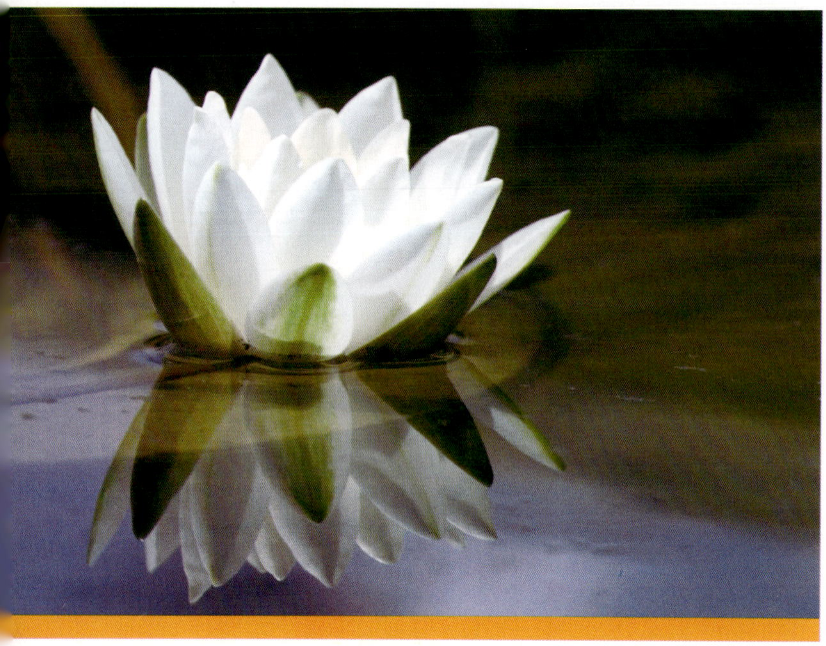

Aber die Zentrierung führt auch zu einer anderen Selbstwahrnehmung: In geistiger Hinsicht bedeutet Zentrierung, dass der Übende seine Konzentration auf die Gegenwart »zentriert«, also die Übungen bewusst ausführt und insgesamt zu einem besseren Selbstbewusstsein gelangt.

KLEINER PILATES-CHECK: WIE FIT BIN ICH?

- Stellen Sie sich aufrecht an eine Wand, die Beine sind dabei durchgestreckt und geschlossen. Die Füße werden mit geschlossenen Fersen leicht nach außen gedreht. Der Rücken von den Schultern bis zum Steißbein liegt fest an der Wand, der Nacken ist lang nach oben gestreckt, und der Kopf lehnt ebenfalls an der Wand.
- Die Schulterblätter sind nach unten und innen gezogen. Der Bauchnabel wird zur Wirbelsäule und das Becken leicht nach vorne oben gezogen. Die Arme hängen locker und entspannt nach unten. Die Atmung ist ruhig und gleichmäßig, der Brustkorb weitet sich beim Einatmen.
- Bitten Sie Ihren Partner oder einen Freund, Ihre Haltung unter die Lupe zu nehmen. Ein »kritischer Blick« in den Spiegel am Morgen oder Abend ohne Kleidung erfüllt den gleichen Zweck. Die Körpersymmetrie sowie die Haltung von Kopf, Rücken und Becken sollen beurteilt werden.
- Dabei helfen gedachte Linien von einem exakt mittig auf dem Körper ausgewählten Punkt aus: Sie zeigen deutlich ungünstige und verschobene Körperhaltungen und ermöglichen einen Rechts-links-Vergleich verschiedener Stellen des Körpers (ungleiche Schulterhöhe, ungünstiger Beckenstand, schiefer Rücken etc.). Zusätzlich können Sie mithilfe einer senkrecht fallenden Schnur bzw. eines Lots, das Sie mittig hinter Ihrem Rücken aufhängen, die Ausrichtung Ihrer Wirbelsäule überprüfen (hierzu benötigen Sie definitiv einen Partner). Auf diese Weise können Sie auch eine seitliche Verkrümmung der Wirbelsäule leicht sehen. Versuchen Sie dann, die Haltung behutsam ganz bewusst zu korrigieren, indem Sie den Anweisungen zur Pilates-Box und dem starken Powerhouse folgen.

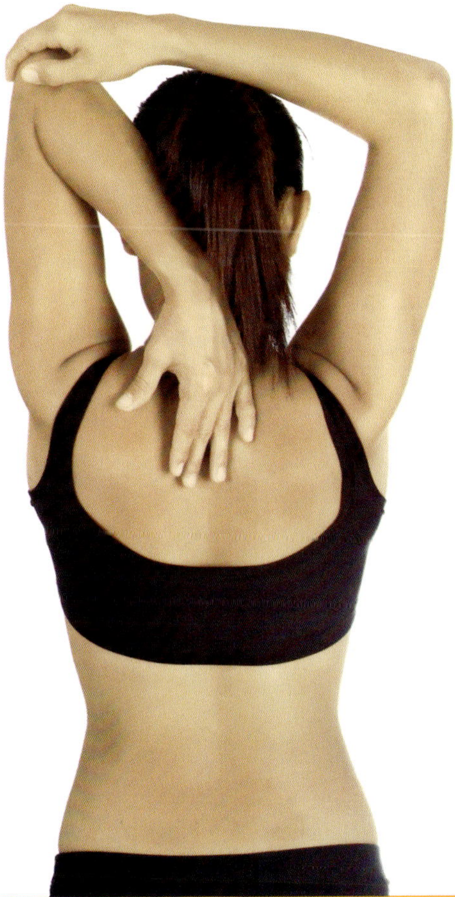

DIE LEBENSENERGIE FREI FLIESSEN LASSEN

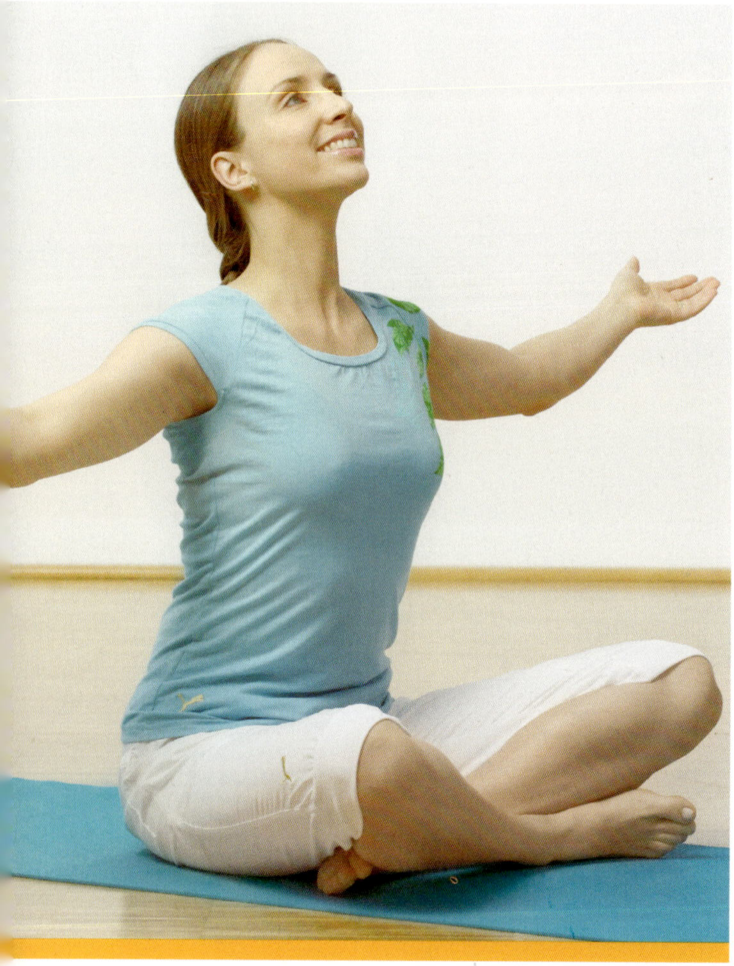

Pilates glaubte fest an die Einheit von Körper und Geist und verankerte diese Vorstellung in seinem Trainingskonzept. Er griff dabei zum Teil auf fernöstliche Trainingsmethoden zurück: Ihm ging es nicht allein um das Formen des Körpers und der Muskulatur, sondern auch der Geist und die innere Harmonie sollten angesprochen werden. Die Wiederentdeckung des eigenen Körper- und Biorhythmus spielt dabei eine wichtige Rolle.

Zudem können eine entspannte Atmosphäre und eine sensible Wahrnehmung dem Übenden helfen, auf den eigenen Atem zu achten und so dem eigenen »Körpertempo« besser gerecht zu werden und zu folgen. Die Bewegungen sind daher bei Pilates stets langsam und fließend, was zu einer Veränderung und Verbesserung des Körpergefühls führt.

Joseph Pilates beschäftigte sich insbesondere mit der Anregung des »Chi« bzw. dem ungehinderten »Fluss der Lebensenergie« im Körper durch Atmung und fließende, miteinander verbundene Bewegungen. Bereits sehr früh erkannte er die zentrale Bedeutung des Konzepts der Lebensenergie für sein eigenes, ganzheitlich ausgerichtetes Training, mit dem er sowohl den Körper als auch den Geist und die Seele ansprechen wollte – damit war er einer der frühen westlichen Vorreiter der Idee der ganzheitlichen Heilweise.

Doch was ist unter Lebensenergie genau zu verstehen? In unserer westlichen Welt wurden seit dem Zeitalter der Aufklärung sämtliche unerklärbaren Phänomene, die weder sichtbar noch direkt messbar waren, aus der Wissenschaft verbannt, weil sie in wiederholten Versuchsanordnungen keine reproduzierbaren und somit statistisch nachvollziehbaren Testergebnisse lieferten oder weil sie von vornherein als irrational und unwissenschaftlich eingeschätzt wurden. Mittlerweile hat sich jedoch ein erstaunlich reger Austausch zwischen dem vermeintlichen Gegensatzpaar »Rationalismus« und »Irrationalismus« in den Geistes- und Naturwissenschaften durchgesetzt, neuerdings vor allem im Bereich der Biophysik und der Energiemedizin.

Ein interessantes Beispiel für die veränderte Einstellung gegenüber allem, was unter einem Mikroskop nicht sichtbar ist, aber dennoch Wirkung zeigt, liefern die offenen Diskussionen über Untersuchungen im Bereich der Heilung von Krankheiten (z. B. Krebs) und die in diesem Zusammenhang erhobenen empirischen Daten: Warum kann man z. B. bei einigen mit Chemotherapie erfolglos behandelten Patienten plötzlich rasante Genesungsfortschritte beobachten, wenn sie sich ihrem Körper zuwenden oder positiv denken und bestimmte gedankliche Visualisierungstechniken praktizieren, also den Heilprozess mit »guten Gedanken« und Vorstellungen unterstützen?

Für westliche Schulmediziner war bislang klar, dass Krankheiten manchmal auf unerklärliche Weise verschwinden – diese Fälle galten und gelten bis dato meistens als Glücksfälle, und ein signifikanter, für die Gesundheit entscheidender Beitrag der Psyche wurde lange Zeit nicht ernstlich erwogen.

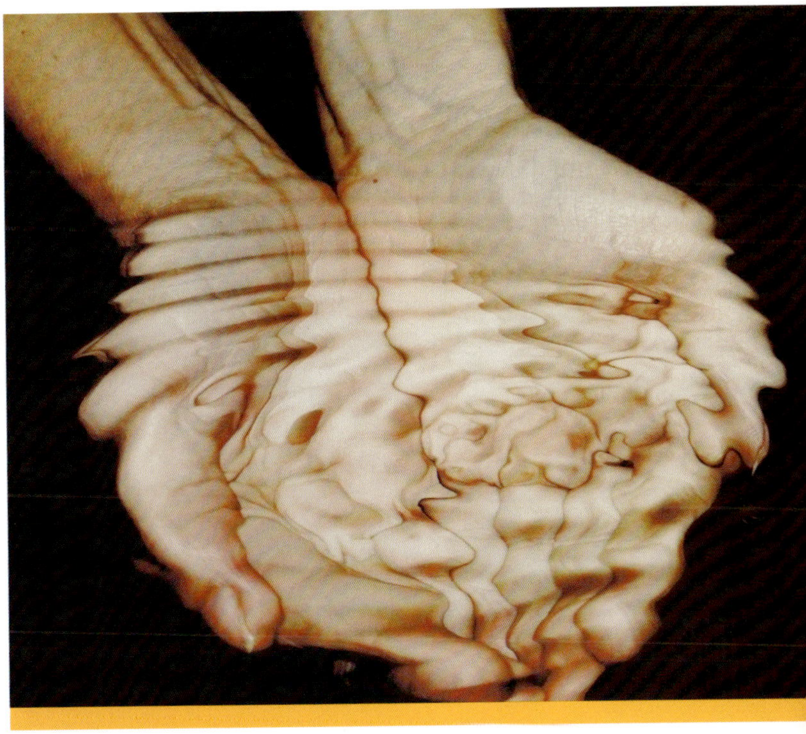

In der herkömmlichen Medizin gilt der Mensch eher als komplexer Mechanismus, den man zerlegen, analysieren und im Falle eines defekten Teiles entsprechend warten kann. Doch der Mensch, das wird immer deutlicher, ist kein Uhrwerk! Vielmehr, so eine Überzeugung in der alternativen Medizin, sei er pure Energie!

Auch J. H. Pilates teilte diese Auffassung und beschäftigte sich mit dem Konzept der Lebensenergie in den verschiedenen Kulturen der Welt. Die Suche nach der Leben erschaffenden Kraft bzw. Lebensenergie ist so alt wie die Medizin selbst, und es gibt in verschiedenen Kulturen ähnliche Konzepte dieser Energie.

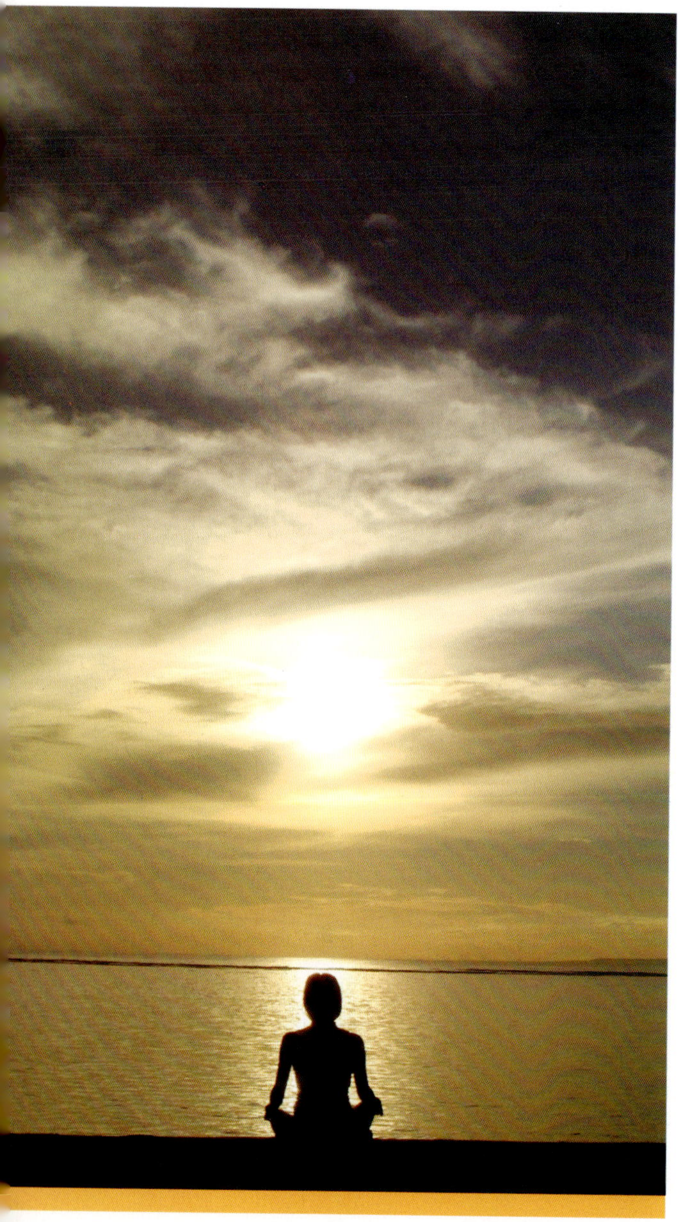

Wo die westliche Schulmedizin noch ohne Lebensenergiekonzept auszukommen glaubt, wird heute in der Komplementär- und Energiemedizin, aber auch in der gesamten Wellnessphilosophie stets von ganzheitlichen Zusammenhängen des Lebens ausgegangen. Jenseits aller Kontroversen um die physikalische Nachweisbarkeit der Lebensenergie belegen heute unzählige Studien einen signifikanten Zusammenhang zwischen psychisch-mentalen Prozessen und Krankheit bzw. Gesundheit und Heilung. Die Hypothese einer Verbindung von Geist, Psyche und Körper trifft bei vielen Menschen auf intuitives Verständnis: Wir wissen z. B., dass wir uns subjektiv krank fühlen können, auch wenn mit modernsten Methoden ermittelte Laborwerte uns beste Gesundheit bescheinigen.

Deeprak Chopra, ein bekannter amerikanischer Arzt indischer Abstammung, beschreibt aus medizinischer Sicht, was uns die moderne Physik heute bestätigt: Unser Körper ist ein gigantischer Organismus, dessen Herz täglich 100.000-mal schlägt. Wir atmen 25.000-mal ein und aus, in jeder Sekunde sterben 10 Millionen Zellen und werden durch neue ersetzt. Der Körper hat demnach nur scheinbar eine feste Gestalt. Beim Blick in den Spiegel glauben wir jedes Mal dieselbe Person zu sehen, doch auf atomarer Ebene sind wir immer jemand anderer! Die meisten unserer rund 100 Billionen Zellen, auch unsere DNS, erneuern und reparieren sich regelmäßig, der Körper produziert täglich ca. 600 Milliarden neue Zellen, und ungefähr alle vier Jahre tauschen wir uns komplett aus.

Diese Fähigkeit der Selbstherstellung des menschlichen Organismus sowie aller biologischen Systeme hat die Naturwissenschaften vor ein großes Rätsel gestellt: Wer steuert das gigantische »Unternehmen Mensch«? Nach der chinesischen Medizin liegt die Antwort im Chi, dem Energiesystem, das wie ein Fundament für Körper und Geist wirkt. Die chinesischen Kaiser, Mönche und Kampfkünstler lernten früher, was heute viele »gewöhnliche Menschen« ebenfalls erlernen können, nämlich durch die Kontrolle ihres Chi die Lebensenergie zu steigern, zu veredeln, zu speichern oder weiterzugeben.

Auch Joseph Pilates baute auf dem Ansatz des Chi bzw. der Lebensenergie auf. Seine Trainingstechniken zielen darauf ab, das blockierte Chi in unserem Körper und Geist zu lösen, es wieder ungehindert fließen zu lassen und so den Körper bis in die zellulare Ebene hinein mit neuer Kraft und Energie zu versorgen. Pilates ist daher bei Weitem nicht nur ein Trend, sondern auch ein ganzheitlich wirksamer Gesundheitssport, der die Balance zwischen Körper und Geist fördern kann und hilft, sich in seinem eigenen Körper so wohl wie möglich zu fühlen. Das Training bildet dabei auch eine ideale Ergänzung zu anderen Sportarten, bei denen oft nur die oberflächlichen großen Muskelgruppen zum Einsatz kommen, während die tiefen, stabilisierenden Muskeln vernachlässigt werden.

Richtige Atmung, frei fließende Energie, Ausdauer, Koordination, Beweglichkeit und Kraft sind die Säulen einer stabilen Gesundheit: Das Pilates-Trainingsprogramm bietet Ihnen dies und eröffnet damit den Weg zu mehr Wohlbefinden und innerer Balance.

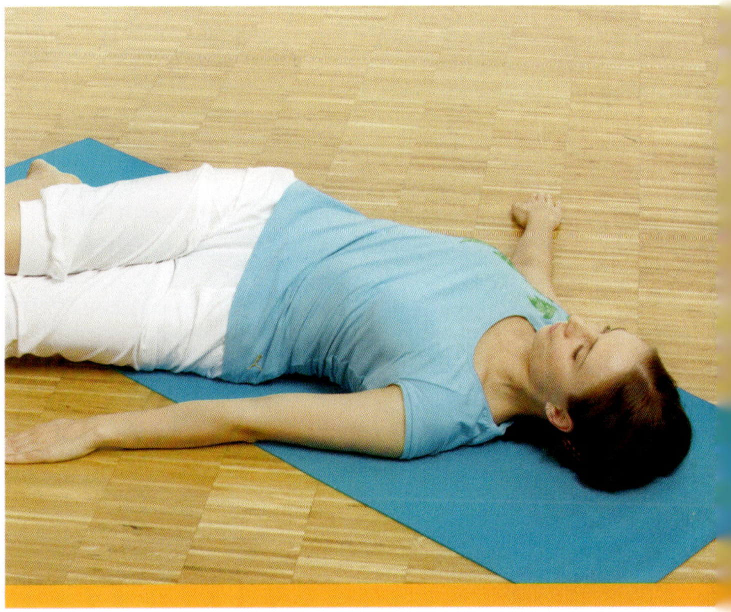

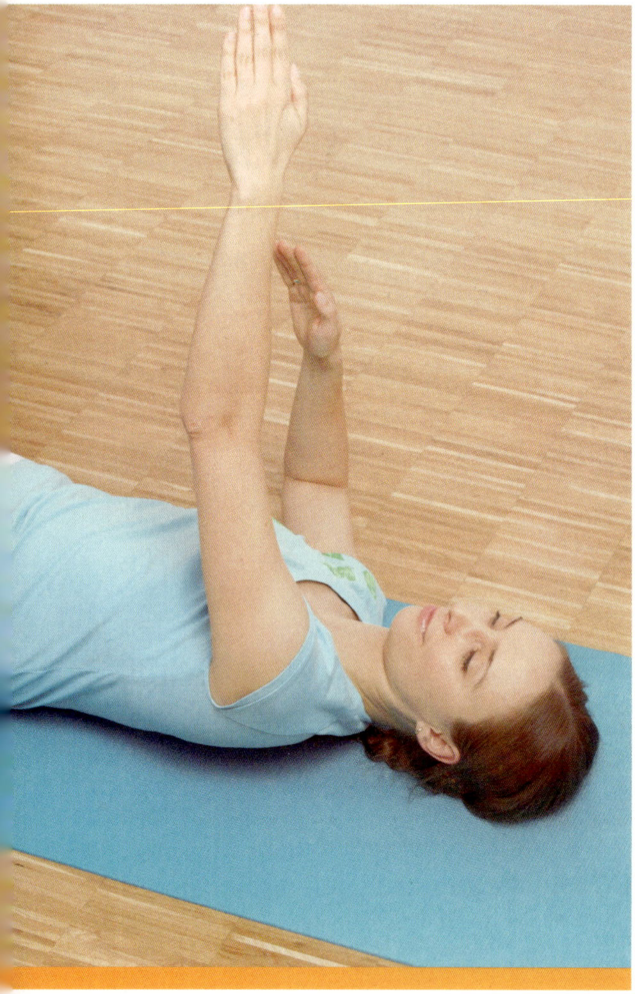

DIE KÖRPERWAHRNEHMUNG SCHÄRFEN

Konzentrierte Atmung und gute Körperwahrnehmung sind beim Pilates-Training die Schlüssel zur Regeneration. Energiefluss und präzise Übungsausführung können ohne Konzentration nicht erreicht werden. Konzentration und Energiesteigerung werden wiederum durch bewusstes Atmen herbeigeführt. Konzentriertes Atmen entspannt den Geist! Ebenso wird durch die vermehrte Sauerstoffaufnahme beim bewussten Atmen der Kopf klar, und es kommt zu einer Sensibilisierung für den eigenen Körper, die Sinne werden angeregt und wichtige Körperfunktionen stimuliert.

Der entstehende Kreislauf »bewusste Atmung – höhere Konzentration – stärkere Zentrierung – hohe Präzision – tiefe Entspannung« wirkt wie eine positive Energiespirale und führt zu einer ausgezeichneten Selbstwahrnehmung. Diese geschärfte Wahrnehmung führt ihrerseits dazu, sensibler auf die Warnsignale des Körpers zu achten (bewusste Bewegungsausführung verhindert Verletzungen und Verspannungen).

Die Atmung spielt für das Erlangen einer hohen Wahrnehmungsfähigkeit eine zentrale Rolle: Wenn wir flach atmen, werden nicht nur ganze Bereiche unseres Körpers schlecht mit Sauerstoff versorgt, sondern auch Gefühle im Körper »festgehalten« (man denke etwa an die sprichwörtliche »Wut im Bauch« und den »Kloß im Hals«). Die Folge sind Energieblockaden. Das tiefe Einatmen in die Seiten des Brustkorbs und das bewusste, aktive Ausatmen (Bauchnabel Richtung Wirbelsäule ziehen, die Luft leicht aus den Lungen »herauspressen«) trainieren gleichzeitig das Zwerchfell, denn dies drückt von unten gegen die Lungen und unterstützt so die Reinigungsprozesse des Körpers, die beim Ausatmen aktiviert werden. Außerdem klärt die bewusste Atmung die Gedanken, beruhigt die Nerven und erhöht ebenfalls die Wahrnehmung für emotionale Prozesse.

TIPP: Im Zustand klarer Selbstwahrnehmung sind Sie sich selbst näher: ein günstiger Moment, um Ziele zu erspüren und neu zu definieren! Erstellen Sie nach einer Pilates-Trainingsstunde doch einmal eine kleine Liste und notieren Sie Stichpunkte, die Ihre Ziele für die nahe Zukunft umreißen. Spüren Sie Ihren Wünschen in der Fantasie nach und spielen Sie gedanklich deren Umsetzung durch. Machen Sie dann einen »Reality-Check« und finden Sie heraus, ob und wie diese Ziele in Ihr Leben und Ihren Alltag passen. Korrigieren Sie die Liste gegebenenfalls – oder ändern Sie Ihr Leben! Durch die Realitätsüberprüfung kommen Sie der Umsetzung Ihrer Wünsche wesentlich näher. Nehmen Sie sich konkrete Schritte vor, um Ihre Ziele zu verwirklichen, und setzen Sie einen Zeitpunkt fest, bis zu dem dies geschehen soll. Damit verleihen Sie den Wünschen Flügel und kommen deren Realisierung Schritt für Schritt näher. Versuchen Sie, auch in alltäglichen Situationen – beim Busfahren, beim Spaziergang durch den Park usw. – Ihre Körperwahrnehmung immer weiter zu verfeinern: »Sind meine Schultern locker, gehe oder sitze ich aufrecht, atme ich tief in den Brustkorb, ist meine Haltung entspannt?« So oder ähnlich könnten die Fragen lauten, die Sie immer wieder in tieferen Kontakt mit sich selbst bringen und Ihnen helfen, Ihr gesamtes Energiepotenzial freizusetzen und es für das Ausleben Ihrer Wünsche zu nutzen, statt sich mit einem schlechten Körpergefühl und schlechter Laune herumzuquälen.

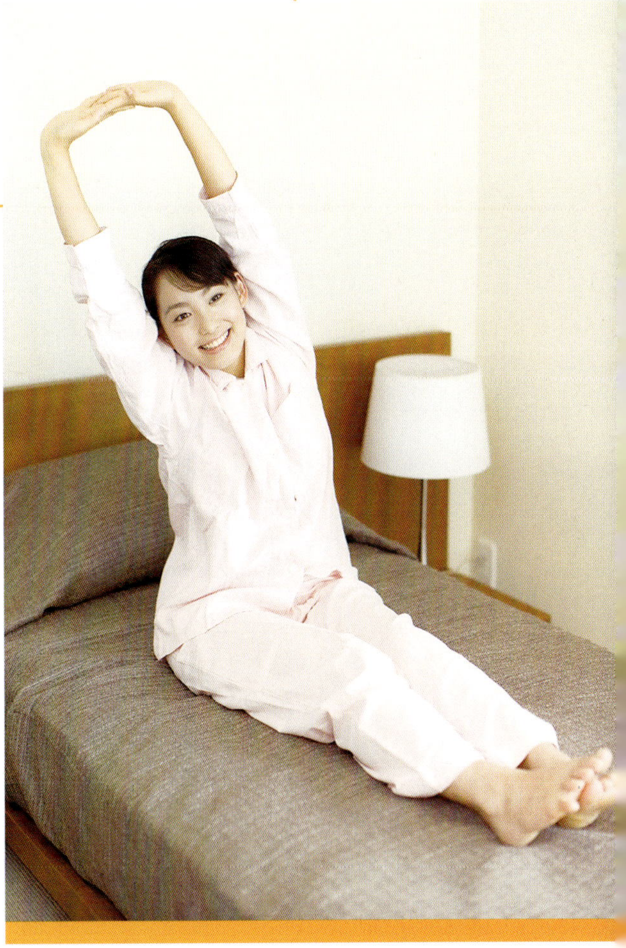

PILATES IN DEN ALLTAG EINBEZIEHEN

Aus dem Pilates-Training und den damit einhergehenden Veränderungen im Befinden können Sie Begeisterung, Inspiration und Lebensfreude schöpfen. Wenn es Sie Überwindung kostet, regelmäßig zu üben, sollten Sie nochmals über den Zweck des Trainings nachdenken. Welchen Stellenwert räumen Sie Ihrem körperlichen und geistigen Wohlergehen ein? Lassen Sie sich von der Hektik des Lebens aus der eigenen Mitte bringen? Sind Sie zu nachgiebig gegenüber sich selbst, wenn es Ihnen einmal schwerfällt, sich aufzuraffen? Nur durch regelmäßiges

Training kann Pilates seine zahlreichen Wirkungen entfalten. Wenn Sie es schaffen, regelmäßig zwei- oder dreimal pro Woche zu trainieren, werden das Wohlbefinden und das gute Körpergefühl, das jedes einzelne Training mit sich bringt, Sie über alle Maßen belohnen. Und dieses Gefühl wird Ihnen helfen, auch an schlechten Tagen am Ball zu bleiben.

Oft verleiden wir uns den Spaß am Trainieren, weil wir zu kritisch mit uns sind. Versuchen Sie, sich beim Training wertfrei zu beobachten, um die Botschaften Ihres Körpers besser wahrnehmen zu können. Blockaden in der Muskulatur und Verspannungen saugen Energie ab und bringen leicht jeden kreativen Gedanken zum Erlahmen. Wenn Sie bisweilen einen Unwillen verspüren, mit dem Training zu beginnen, sollten Sie sich die notwendige Aufmerksamkeit entgegenbringen und versuchen, die Ursachen für das Unwohlsein aufzuspüren. Wenn Sie die gewohnten Pfade verlassen und stattdessen den Mut aufbringen, Zeit und ein bisschen Mühe in sich selbst zu investieren, werden Sie schon bald ein gutes Körpergefühl, schöne Körperformen und eine tolle Ausstrahlung haben!

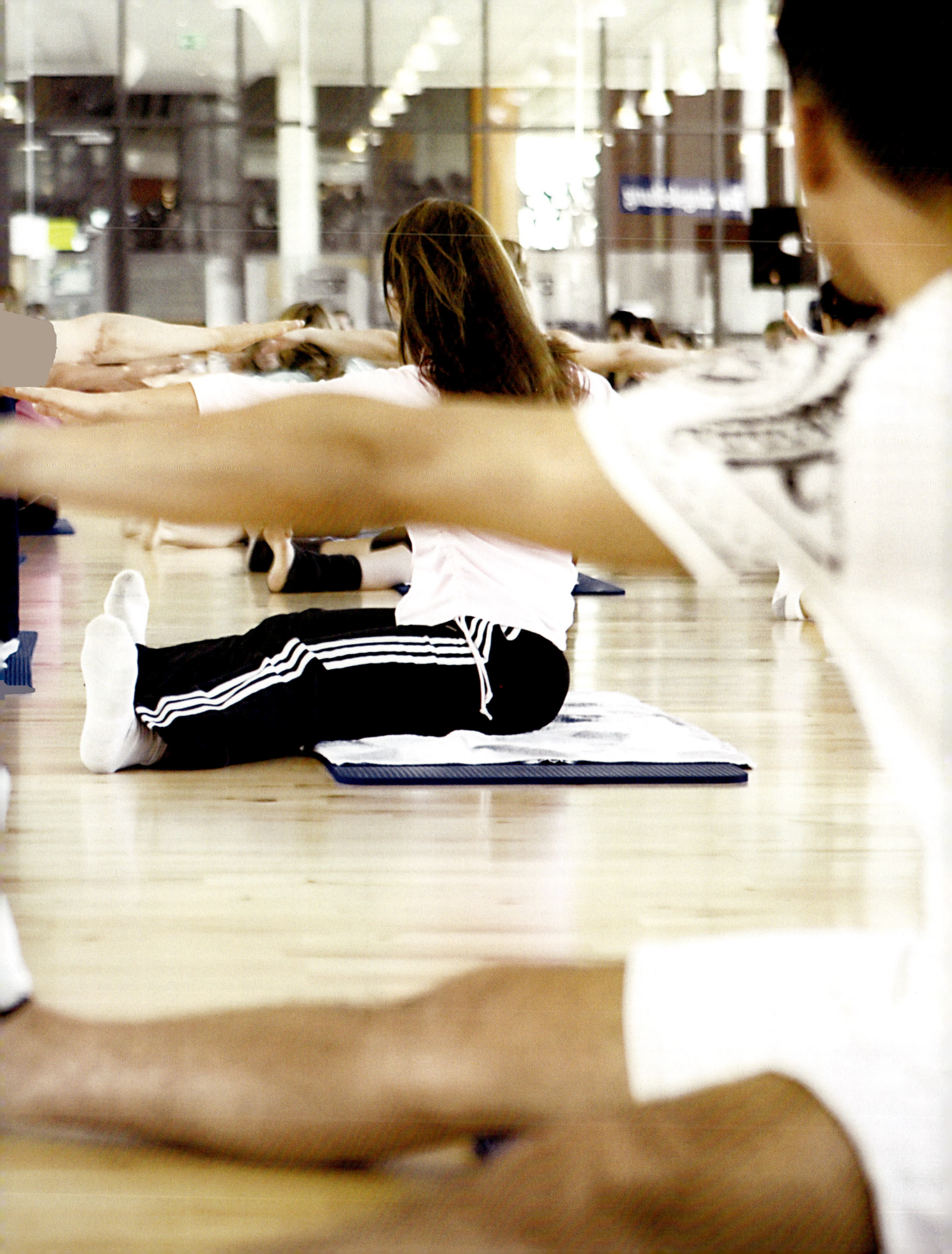

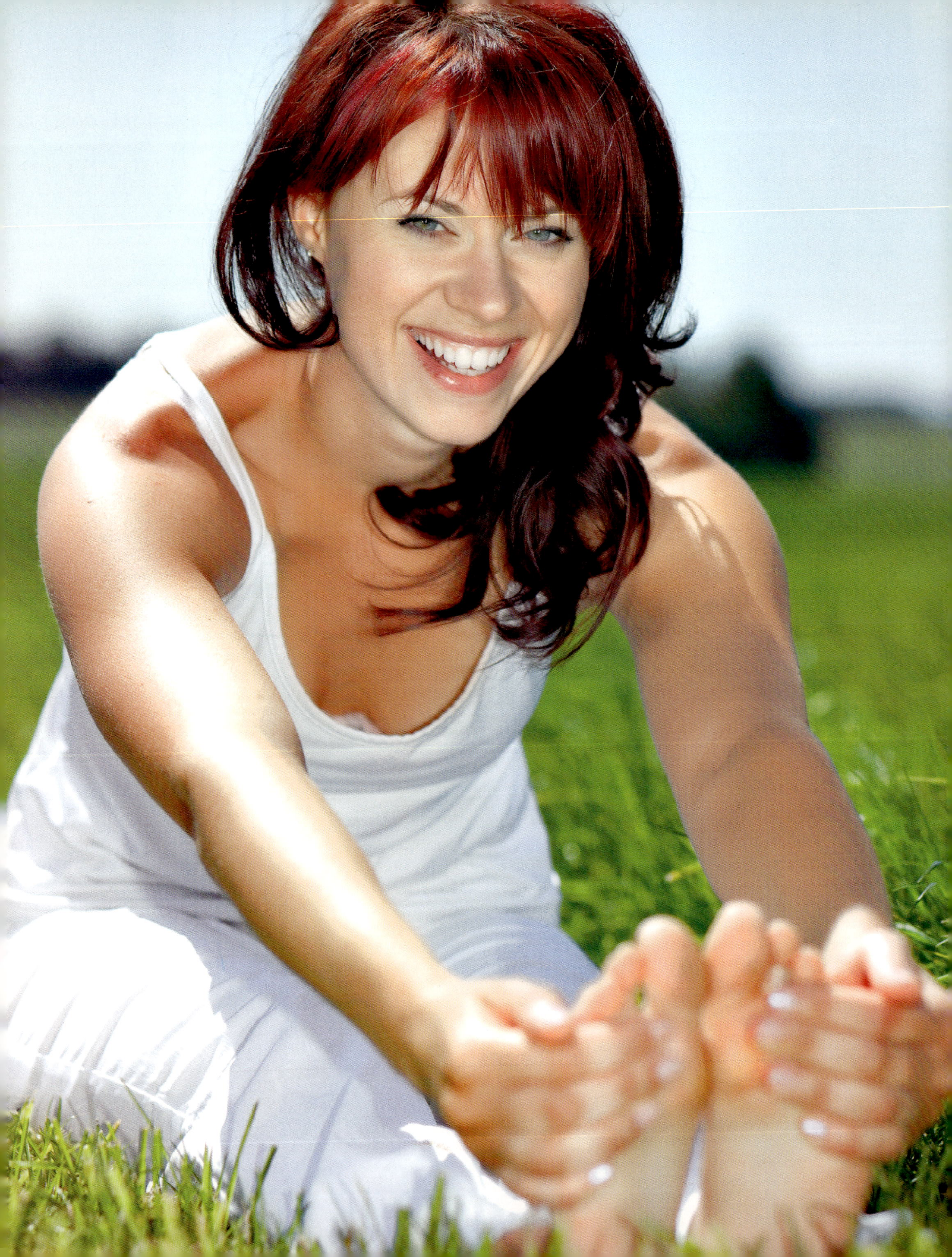

III.

DAS PILATES-WORK-OUT

Geht es Ihnen auch so, dass Sie manchmal keine Lust haben, etwas für Ihren Körper zu tun oder sich zu bewegen? Das ist sicherlich auch mal in Ordnung, doch für das Pilates-Training gilt das Gleiche wie für alle anderen Fitness- oder Sportarten: Ohne Fleiß kein Preis! Durch Kontinuität werden die besten Ergebnisse erzielt. Unser Rat: Bringen Sie die für das Work-out erforderliche Disziplin auf, und Sie werden schon bald merken, dass sich Ihr anfänglicher Trainingsunwille in Luft auflöst und Sie richtig Lust aufs Trainieren haben: Pilates macht süchtig! Wenn Sie die Atemtechnik und die Übungen beherrschen, werden Sie Schritt für Schritt ein neues Lebensgefühl entwickeln.

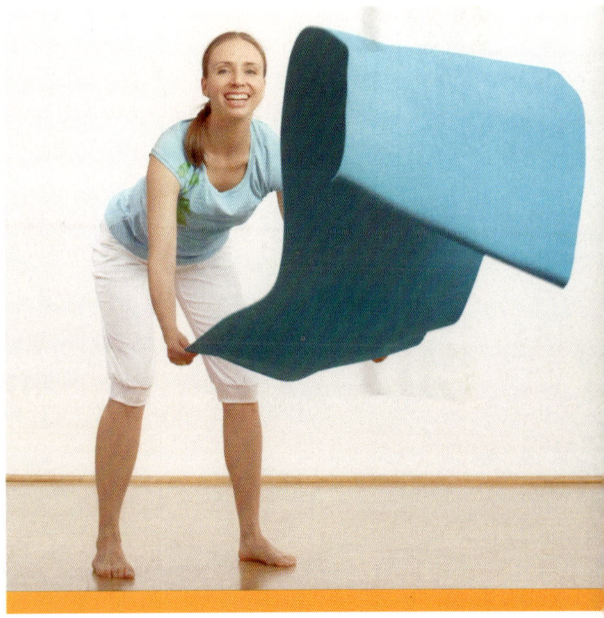

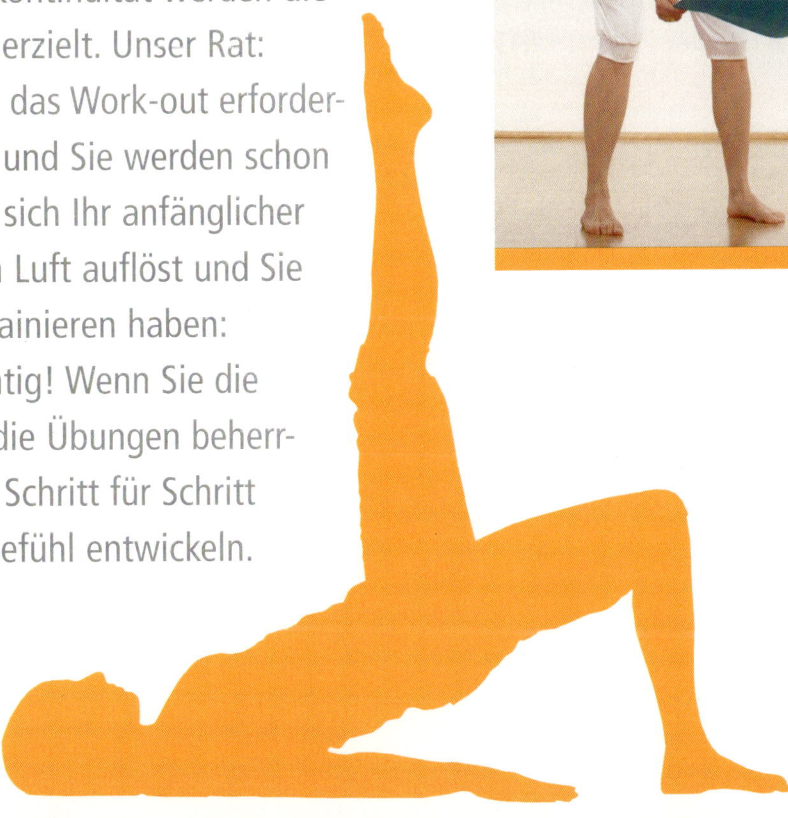

IHRE PILATES-ÜBUNGSZEITEN

MORGENS

Am Morgen bietet sich für das Pilates-Training die Zeit nach dem Aufstehen bzw. vor dem Frühstück an. Zwar sind Sie frühmorgens vielleicht noch ein bisschen steif und ungelenkig, aber das wird sich schnell geben. Pilates kann Ihnen helfen, mit viel Elan und Schwung in den Tag zu gehen: Sie werden fit und putzmunter!

MITTAGS

Mittags wirkt Pilates entspannend und ausgleichend und ist gleichzeitig ein richtiger Gute-Laune-Macher. Wenn Sie die Möglichkeit haben, suchen Sie sich einen Ort, an dem Sie üben können. Schon eine kurze Übungszeit von 15 Minuten wird Ihnen guttun und Sie erfrischen. Steigern Sie die Wirkung, indem Sie eine Entspannungszeit von 5 Minuten am Ende des Programms einplanen!

ABENDS

Am Abend kann Pilates Ihnen helfen, sich zu entspannen und Stress abzubauen. Die Übungen bringen Ihre Konzentration zurück und machen Sie wach für einen schönen Abend mit Freunden unterwegs oder zu Hause.

TRAININGSVARIANTEN NACH BEDARF

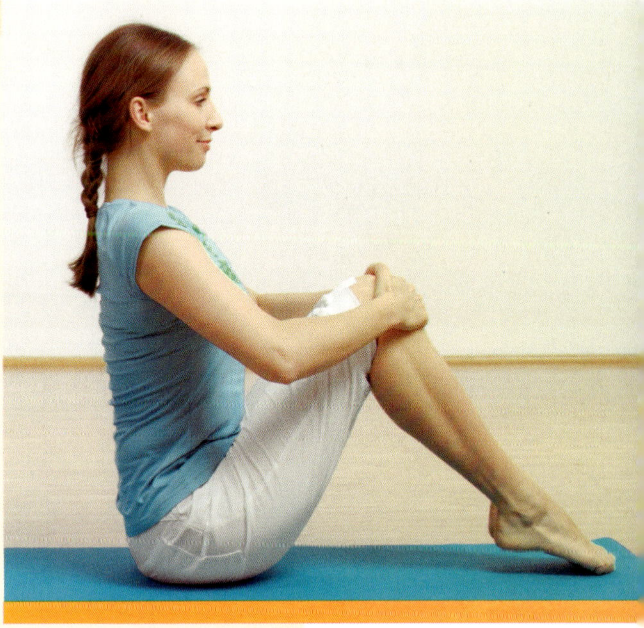

Das Pilates-Training lässt sich problemlos in Ihre individuelle Zeitplanung integrieren. Wählen Sie einfach frei aus dem Programm die Übungen aus, die Ihnen guttun, wenn Sie einmal keine Zeit für das Üben des gesamten Programms haben. Vergessen Sie dabei aber nicht das Aufwärmen der Muskulatur zu Beginn des Trainings! Hier einige Vorschläge, mit welchen Programmteilen Sie das Training sinnvoll gestalten können:

PILATES-STARTER

- Dauer: 15–20 Minuten
- Übungen: Warm-up + Kombi-Work-out Koordination und Kräftigung
- Vorteil: In sich abgeschlossenes Work-out, bei dem alle Muskeln angesprochen werden.

PILATES-POWERHOUSE

- Dauer: 15–20 Minuten
- Übungen: Warm-up + Starkes Powerhouse
- Vorteil: Die Kraft der Bauchmuskulatur wird gefördert, der Rücken entlastet und gestärkt.

PILATES-KOMBINATION

- Dauer: 30 Minuten
- Übungen: Warm-up + Kombinationstraining für Becken, Bauch, Rücken. Anschließend kurze Entspannungsphase und 2 Minuten liegen.
- Vorteil: In kurzer Zeit trainieren Sie den ganzen Körper und sorgen dafür, dass Sie wieder in Schwung kommen.

PILATES-SPECIAL

- Dauer: 30–40 Minuten
- Übungen: Mix aus Warm-up, Starter, Powerhouse
- Vorteil: Elastizität, Koordination, Kräftigung
- Anschließend 2 Minuten liegen und entspannt atmen.

PILATES-EXPERT

- Dauer: ca. 60 Minuten
- Übungen: Pilates-Special + Kombination
- Vorteil: Vollständiges Training mit allen positiven Aspekten

PERSONAL PILATES

- Dauer: beliebig
- Übung: Individuell von Ihnen zusammengestellte Pilates-Übungen, die ganz auf Ihre Wünsche und Bedürfnisse zugeschnitten sind.
- Vorteil: An Ihre Vorlieben und körperlichen Bedürfnisse angepasstes Training.

TIPPS VOR DEM START

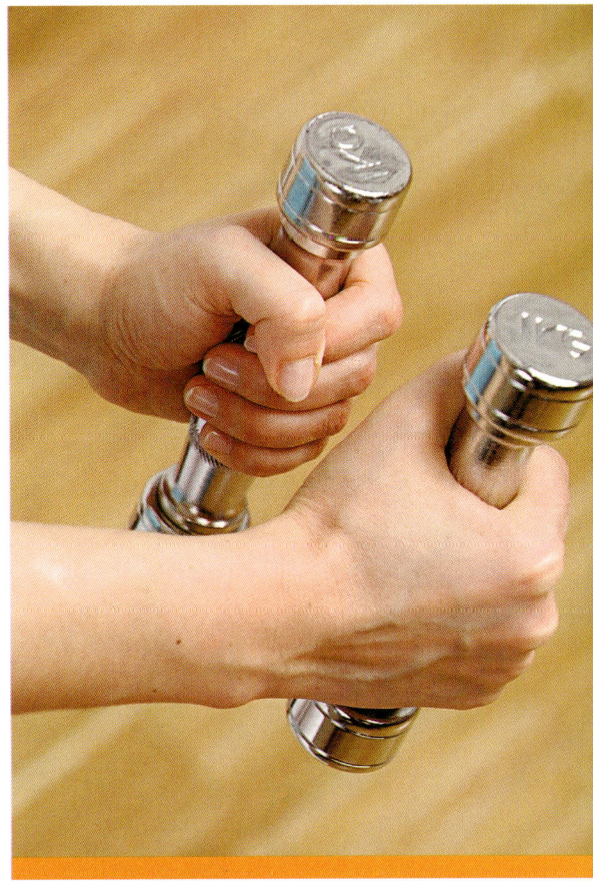

- Bevor Sie mit dem Pilates-Training beginnen, sollten Sie in den folgenden Situationen mit Ihrem Arzt Rücksprache halten:
  - bei bestehender Schwangerschaft
  - nach operativen Eingriffen
  - nach schweren Krankheiten
  - bei Rückenverletzungen
  - bei Bluthochdruck
  - bei chronischen Krankheiten.
- Üben Sie Pilates immer barfuß, damit die Zehen guten Halt haben und der Fuß die Unterlage spürt. Der Gebrauch einer dünnen Gymnastikmatte hat sich bewährt.
- Besorgen Sie sich eine Trainingsmatte oder üben Sie auf einer rutschfesten Unterlage.
- Achten Sie auf die gleichmäßige Belastung beider Körperseiten und auf eine gerade Wirbelsäule!
- Sie benötigen für das Training auf der Matte nicht viel Platz. Suchen Sie sich einen ruhigen Ort, an dem Sie ungestört trainieren können.
- Der Übungsraum sollte eine angenehme Temperatur haben und gut gelüftet sein.
- Trainieren Sie nicht unmittelbar nach dem Essen, sondern lassen Sie ein bis zwei Stunden vergehen, bevor Sie mit den Übungen beginnen.
- Beginnen Sie bewusst langsam mit den Übungen! Nehmen Sie sich nicht zu viel vor, sondern gehen Sie im Programm Stück für Stück weiter, bis Sie die einzelnen Übungen beherrschen und gut mit der tiefen Atmung in die Brustkorbseiten koordinieren können.
- Atmen Sie durch die Nase ein und durch den Mund wieder aus.
- Vertrauen Sie Ihrem Gefühl und bleiben Sie mit Ihrem Körper »in Kontakt«, so vermeiden Sie Überdehnungen der Muskulatur. Dehnen Sie Ihre Muskeln nur so weit, wie es Ihnen möglich ist!
- Haben Sie Geduld mit sich und überfordern Sie sich nicht! So werden Sie die Übungen einfühlsamer, schonender und in Einklang mit Ihren körperlichen Bedürfnissen durchführen.

- Jeder hat sein eigenes Tempo. Passen Sie die Übungen Ihrem eigenen Rhythmus an, dann werden Sie die größten Fortschritte erzielen.
- Fehler, die sich bei Übungsbeginn einschleichen, sind später schwer zu beseitigen! Es lohnt sich, die Übungen bewusst zu erlernen. Üben Sie jede Position so lange, bis Sie sie richtig beherrschen, und gehen Sie erst dann das ganze Programm im Bewegungsfluss durch.
- Üben Sie im Idealfall jeden Tag 10 Minuten lang. Für beste Übungsresultate sollten Sie zwei- bis dreimal pro Woche das gesamte Trainingsprogramm durchführen.
- Halten Sie sich an die angegebene Anzahl der Übungswiederholungen. Für Geübte gilt: Intensivieren Sie bei Bedarf die Übungen, indem Sie den individuellen Zeitaufwand erhöhen und bestimmte Übungen häufiger hintereinander ausführen. Spielen Sie hierbei mit der gezielten An- und Entspannung bestimmter Muskelpartien und passen Sie die Spannungs- und Entspannungsphasen Ihrem persönlichen Zeitempfinden an.
- Achten Sie stets auf eine ausgewogene Mischung von Kräftigungs- und Dehnübungen und Entspannungsmethoden. Egal welche Übungen aus dem Programm Sie ausführen möchten: Starten Sie immer mit dem Warm-up und beenden Sie Ihr Training mit einem Cool-down!
- Hetzen Sie sich nicht durch das Trainingsprogramm, sondern genießen Sie die Dehnungen und die entspannende Wirkung der Übungen. Steigern Sie die Übungsintensität erst, wenn Sie die einzelnen Übungen und die Bewegungsdetails beherrschen. Je langsamer Sie die Übungen machen, desto anspruchsvoller wird das Training, denn Sie benötigen für eine verlangsamte Atmung viel Kraft. Passen Sie die Übungsintensität einfach Ihrer jeweiligen Tagesform an.
- Führen Sie sich die Anmerkungen zur Pilates-Box, zur Wirbelsäule und zum Powerhouse aus dem vorhergehenden Kapitel noch einmal vor Augen: Sie bilden die Grundlage eines erfolgreichen Pilates-Trainings.

WARM-UP

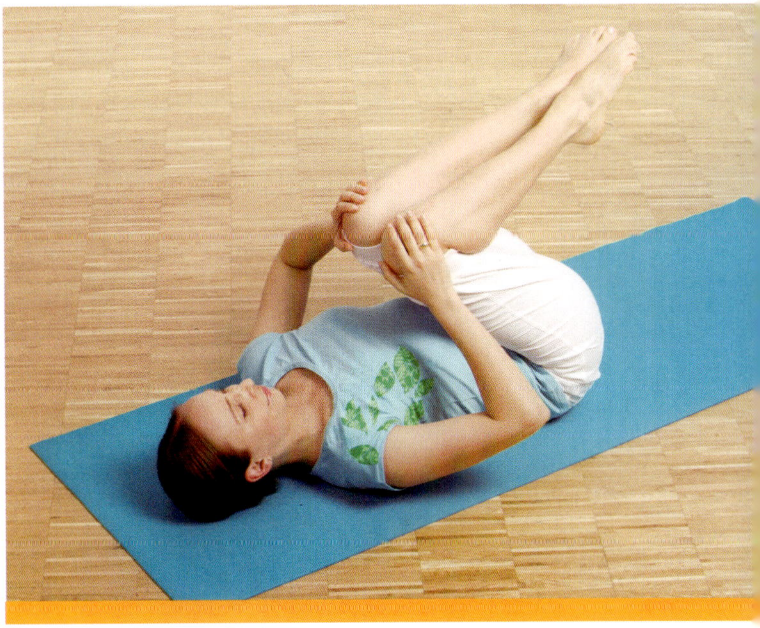

Jedes ausgewogene Training beginnt mit einem Warm-up bzw. Aufwärmübungen zur Lockerung der Muskulatur. Bei einem sanften Einstieg in das Pilates-Training kann der Geist langsam abschalten und sich von den Problemen des Alltags zurückziehen. Durch die sanfte Aufwärmung der Muskulatur und die tiefe Atmung entsteht Wärme, die bis tief in die Körperzellen gelangt. Die Energie kann besser durch Gelenke, Muskelfasern und Organe fließen, und Blockaden im Körper lösen sich. Die Muskeln werden durch das Aufwärmen optimal auf die intensiven Übungen im Anschluss vorbereitet.

Das Warm-up macht den Körper geschmeidig, ohne Ungleichgewichte zu erzeugen. Sie nehmen Ihre Körpermitte wahr und spüren, wie elastisch die Wirbelsäule ist. Der Rücken wird bereits jetzt beweglicher, Verspannungen lösen sich. Das Warm-up bietet einen harmonischen Wechsel von Ruhe und Bewegung, da Muskelpartien abwechselnd angespannt und entspannt werden. Die Muskulatur wird sanft gelockert.

TIPP: Führen Sie sich vor Beginn des Trainings noch einmal die Wichtigkeit Ihrer Konzentrationskraft vor Augen: Sie stimuliert die Funktionen des vegetativen Nervensystems, den Herzrhythmus sowie die Muskeltätigkeit und optimiert den Trainingserfolg. Sie intensiviert auch die Selbstwahrnehmung und aktiviert die Selbstheilungskräfte des Körpers! Angesichts der Reizüberflutung im Alltag ist es gar nicht so einfach, den Geist zur Ruhe kommen zu lassen. Selbst in stillen Augenblicken beschäftigen uns alle möglichen Gedanken. Daher fällt es schwer, sich zu konzentrieren und ganz achtsam zu sein. Die für das Pilates-Training notwendige Konzentration wird durch bewusstes Atmen herbeigeführt. Überspringen Sie daher die Anweisungen zum richtigen Atmen nicht, sondern halten Sie sich möglichst genau daran!

Wichtiger Hinweis!
Alle Übungen, die nicht speziell gekennzeichnet sind, eignen sich für alle drei Pilates-Stufen, andernfalls sind die Übungen mit E (Einsteiger), G (Geübte) und F (Fortgeschrittene) bezeichnet, um die unterschiedlichen Schwierigkeitsgrade zu verdeutlichen.

Egal, ob Sie nach dem vorliegenden Trainingsplan üben oder später Ihre eigenen Übungen frei zusammenstellen: Sie müssen für die richtige Übungsausführung auf jeden Fall die »Neutrale Position« (siehe Seite 62) und die »Aktivierung des Powerhouse« (siehe Seite 63) beherrschen, da diese die Grundlage des Pilates-Trainings darstellen.

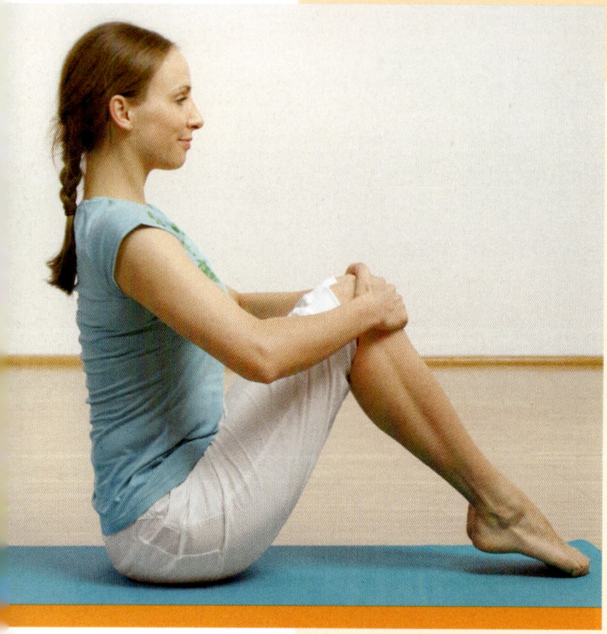

1. Bewusste Atmung

- Setzen Sie sich entspannt auf die Übungsmatte bzw. auf den Boden.
- Die Beine sind locker zum Schneidersitz gekreuzt.
- Falls Ihnen dies schwerfällt, können Sie die Beine auch ausstrecken.
- Die Wirbelsäule ist aufgerichtet.
- Legen Sie die Hände auf die Brust- bzw. Herzregion.
- Konzentrieren Sie sich nun auf Ihre Atmung.
- Atmen Sie tief in den Brustkorb hinein.
- Die Lungenflügel füllen sich vollständig bis in die Spitzen.
- Spüren Sie, wie der Brustkorb gehoben und geweitet wird.
- Atmen Sie dann intensiv aus.
- Dabei den Bauchnabel nach innen Richtung Wirbelsäule ziehen.
- Das Zwerchfell presst die Atemluft aus den Lungen.
- Atmen Sie mindestens 10-mal bewusst ein und aus.
- Fahren Sie mit den Übungen fort, sobald Sie ruhiger und entspannter werden.

TIPP: Versuchen Sie einmal, Stress einfach wegzuatmen, denn wenn der Stress zu stark wird, belastet er unsere Psyche und unseren Körper. Beachten Sie daher folgende Signale, die Anzeichen für einen seelischen, geistigen und körperlichen Stresszustand sein können: Muskelverspannungen in Nacken, Schultern sowie der Brust- und Bauchregion, Kopfschmerzen oder Migräneattacken, eine gebeugte Körperhaltung, flache Atmung, mangelndes Konzentrationsvermögen sowie negative Gedanken, starke Ängste und eine pessimistische Lebenseinstellung.

2. Brustkorb weiten

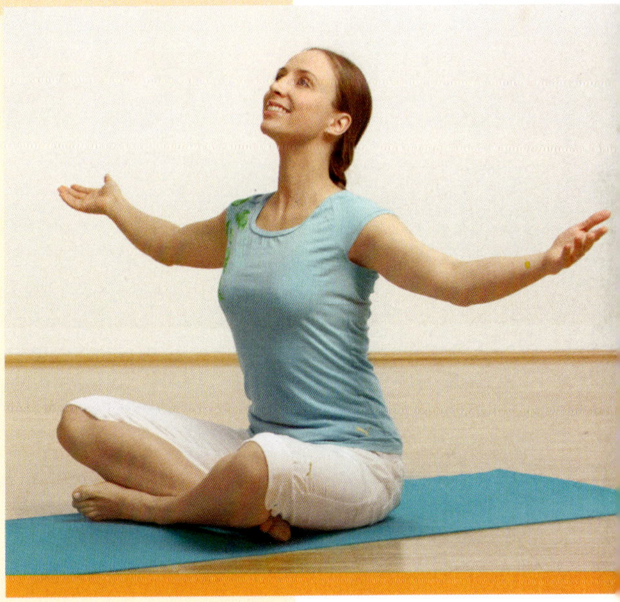

- Bleiben Sie aufrecht sitzen.
- Atmen Sie wie vorher tief ein und aus.
- Dann die Arme zur Seite strecken, dabei die Arme nicht ganz durchstrecken.
- Die Handflächen zeigen nach oben.
- Dann beim Einatmen die Arme sanft nach hinten ziehen.
- Den Brustkorb und die Brustbeinregion dehnen.
- Ausatmen, die Spannung wieder lösen.
- Die Arme dabei ein Stück nach vorne federn lassen.
- Die Übung insgesamt 10-mal wiederholen.
- Die Schulterpartie dabei nicht verspannen!

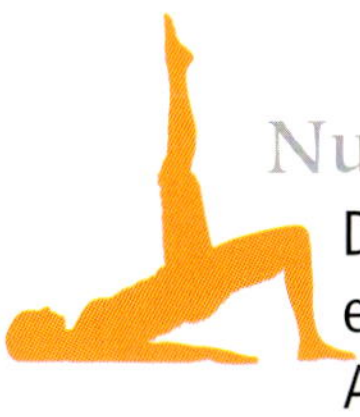

Nutzen für Körper und Geist

Die Übung hilft, die Atmung zu intensivieren. Sie atmen besser durch, fühlen sich erfrischt und können wieder klarer denken. Der Brustkorb weitet sich, und der Atem strömt tief in die Lungen hinein. Der gesamte Körper wird mit Sauerstoff versorgt. Auch die Entgiftung des Organismus wird durch das intensive Ausatmen angekurbelt, denn die Entleerung der Lungenflügel unterstützt diesen Prozess.

TIPP: Rufen Sie sich noch einmal die Pilates-Box zur besseren Haltung von Kopf und Oberkörper in Erinnerung: Zunächst wird der Hals lang gezogen, d. h. der Hinterkopf wird nach oben gestreckt, das Kinn liegt etwas näher zum Hals. Dann folgt das bewusste Herabziehen der Schulterblätter. Dadurch hebt sich das Brustbein, und der Atem fließt besser in den gesamten Brustkorb. Die Wirbelsäule ist dadurch gerader.

3. Nackenlockerung

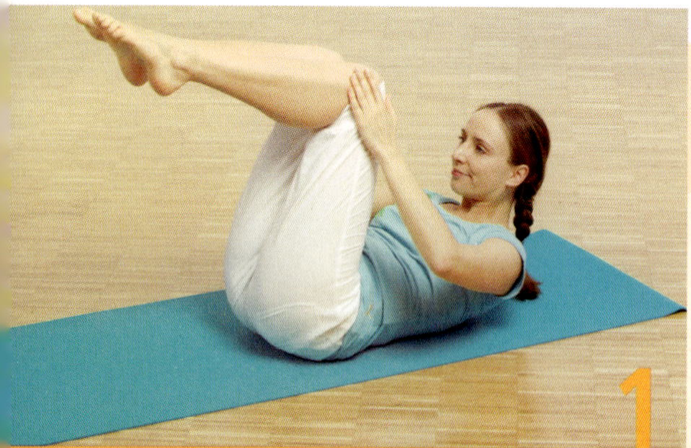

1

- Rollen Sie aus der Sitzposition langsam nach unten auf den Boden.

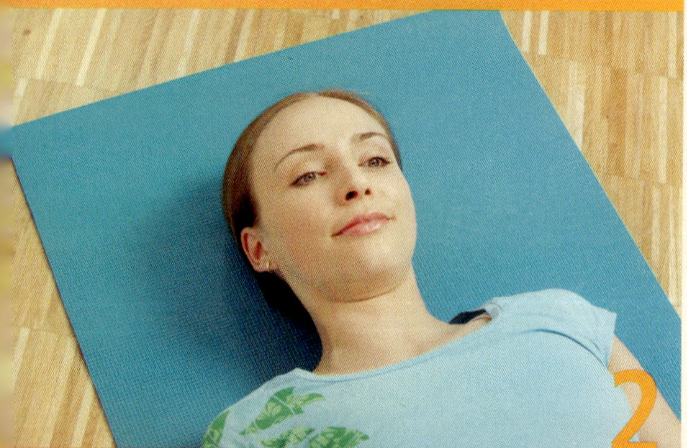

2

- Legen Sie sich nun bequem auf die Matte.
- Strecken Sie die Beine lang aus.
- Die Arme liegen entspannt neben dem Körper.
- Atmen Sie wieder tief ein und aus.

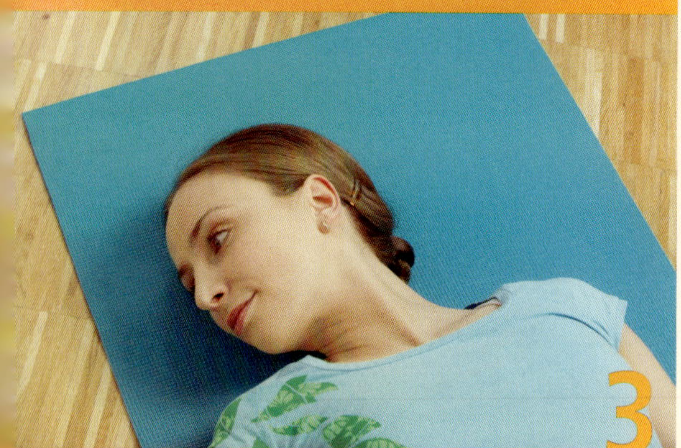

3

- Beim Ausatmen den Kopf langsam zur rechten Seite drehen.
- Konzentrieren Sie sich auf die Nacken- und Halspartie.
- Nehmen Sie dort die Dehnung der Muskulatur bewusst wahr.
- Atmen Sie 10-mal in die Dehnung »hinein«.
- Spüren Sie, wie die Muskeln dabei mehr und mehr nachgeben.

- Dann beim Ausatmen den Kopf wieder zurück zur Mitte kommen lassen.
- Mehrere Atemzüge hintereinander tief durchatmen.
- Dann den Kopf zur linken Seite drehen.
- Wieder 10 Atemzüge lang bewusst atmen, dabei die Halsseite und den Nacken dehnen.
- Zuletzt den Kopf zur Mitte zurückkommen lassen.
- Spüren Sie den Unterschied zum Beginn der Übung:
- Die Muskulatur ist bereits jetzt weicher und entspannter.

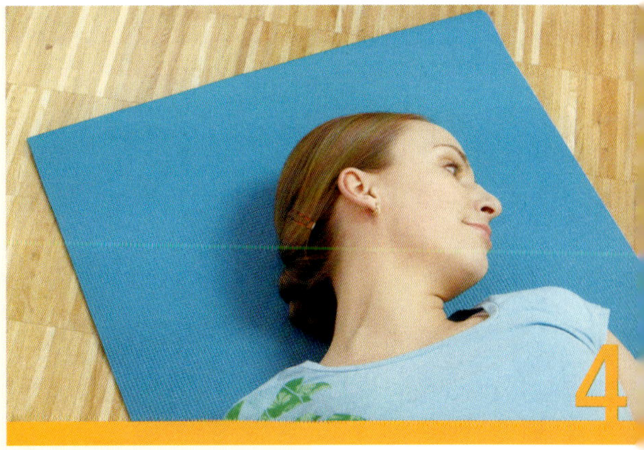

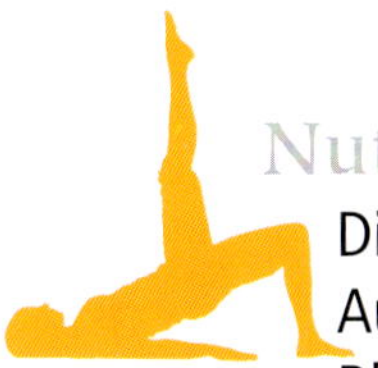

Nutzen für Körper und Geist

Diese einfache Übung lindert Spannungen im Nacken- und Schulterbereich. Außerdem wirkt sie entspannend auf die Psyche und kann energetische Blockaden lösen.

TIPP: Nackenschmerzen treten häufig nach einseitigen Belastungen der Schulter-, Hals- und Nackenmuskulatur auf, z. B. nach langem Sitzen am Computer. Der Kopf ist dabei oft zu weit nach vorne gerichtet und etwas abgekippt. So ermüden die Nackenmuskeln schnell und verspannen sich, vor allem an der Rückseite des Nackens. Werden diese Muskeln wiederholt überanstrengt, können sich chronische Verspannungen entwickeln, die Schmerzen und andere Beschwerden, etwa Kopfschmerzen oder sogar Migräne, auslösen. Kleine Bewegungspausen im Alltag und das Lockern der Hals- und Nackenregion helfen, die Muskulatur zu entlasten. Darüber hinaus ist es wichtig, die richtige Kopfhaltung einzunehmen: Das Kinn ist dabei leicht nach unten gezogen, die Wirbelsäule gerade, die Schultern sind nicht hochgezogen (Pilates-Box).

4. Beckenrollen

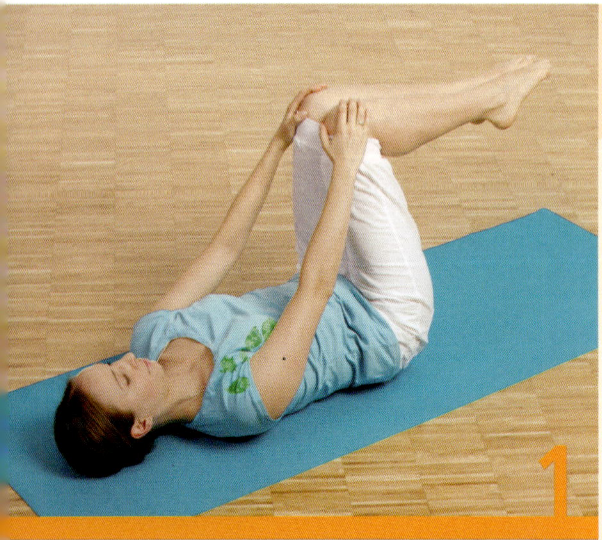

- Liegen Sie entspannt mit ausgestreckten Beinen auf der Unterlage.
- Ziehen Sie dann die Knie zum Körper heran.
- Dabei mit den Händen die Knie umfassen.

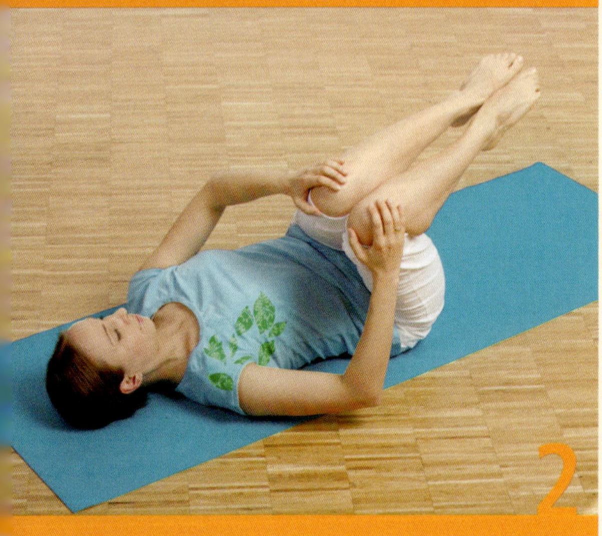

- Jetzt die Knie zur rechten Seite kippen und wieder zurück zur Mitte kreisen lassen.
- Dabei die Wirbelsäule Richtung Boden drücken.

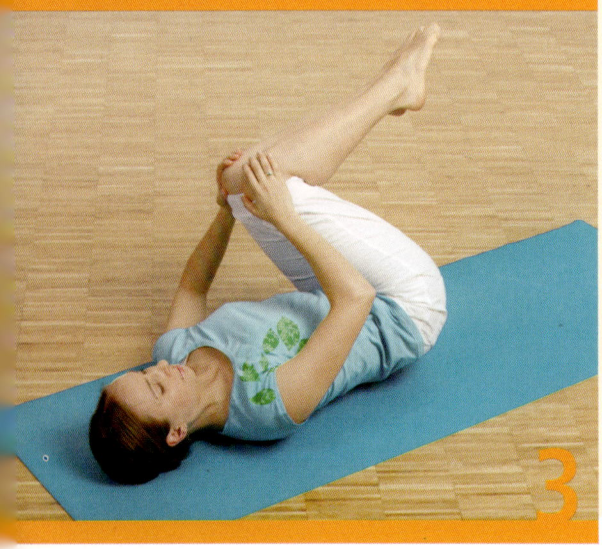

- Dann die Knie zur linken Seite kippen.
- Kreisen Sie in fließenden Bewegungen 10-mal zur rechten, dann 10-mal zur linken Seite.
- Massieren Sie durch das Kreisen das Kreuzbein und den unteren Rücken.
- Im Anschluss wieder zurück zur Mitte kommen.

5. Flexibles Hüftgelenk

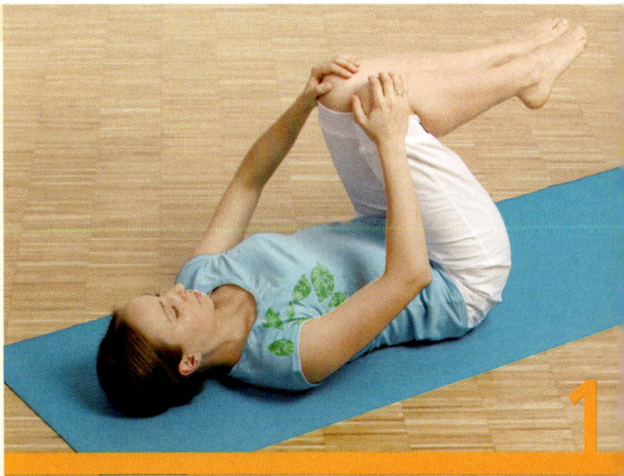

- Bleiben Sie in der vorherigen Position liegen.
- Die Knie sind geschlossen Richtung Bauch gezogen, die Hände liegen auf den Knien.

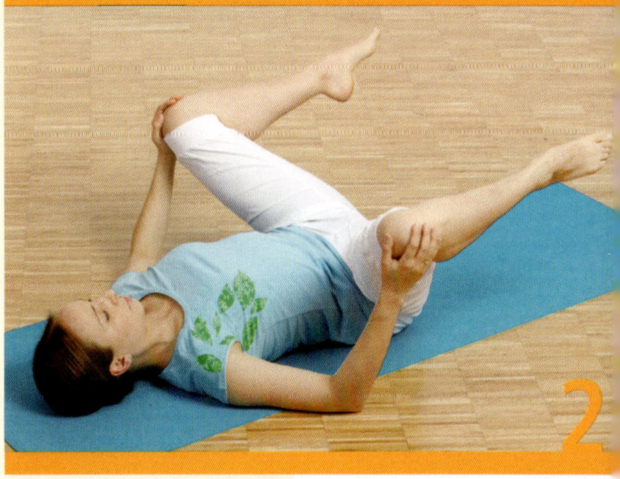

- Dann die Knie gleichzeitig weit nach außen fallen lassen.
- Dabei unterstützen und führen die Hände die Knie und ziehen diese gegebenenfalls sanft nach unten.
- Wiederholen Sie die Übung 10-mal.
- Beim Einatmen die Knie zur Mitte ziehen.
- Beim Ausatmen die Knie öffnen.
- Im Anschluss zurück zur Mitte kommen und lang ausstrecken.

6. Armmobilisierung

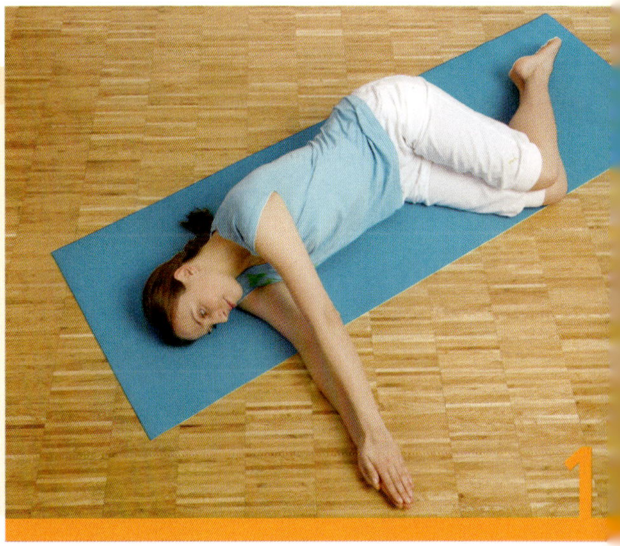

- Drehen Sie sich auf die rechte Körperseite.
- Die Arme ausstrecken, beide Handflächen aufeinanderlegen.
- Die Knie beugen.
- Einatmen.

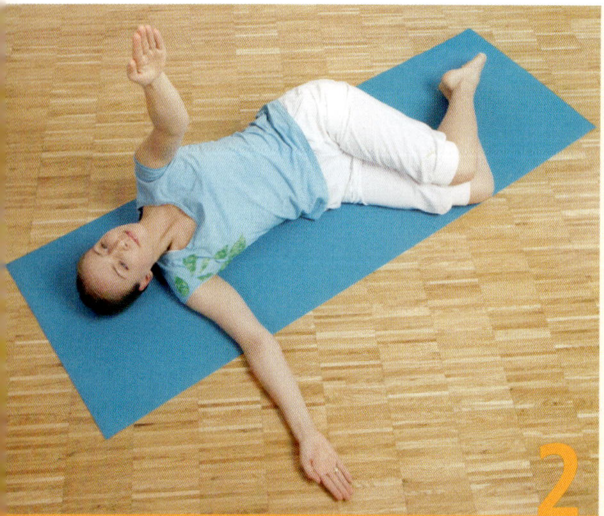

2

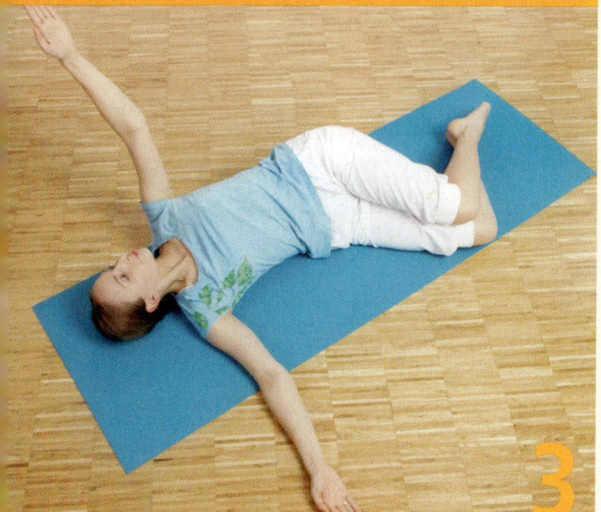

3

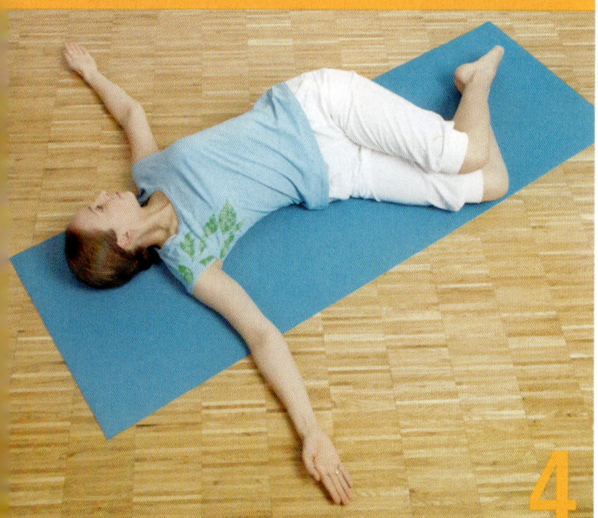

4

- Den linken gestreckten Arm zur linken Seite kreisen.
- Die Handrückenseite auf dem Boden auflegen.
- Das Becken bleibt fest auf dem Boden liegen.
- Beim Ausatmen den Arm zurückkreisen lassen.
- Die Übung 10-mal hintereinander ausführen.
- Dann zur Mitte kommen und die Seite wechseln.
- Die Übung nun mit dem rechten Arm machen.
- 10-mal wiederholen.
- Lang ausstrecken und kurz entspannen.

Nutzen für Körper und Geist

Die Arm- und Schultergelenke werden sanft aufgewärmt und gelockert. Das Becken wird gekräftigt. Die Atmung wird intensiviert und fördert die Versorgung der Körperzellen mit frischer Energie.

KOMBI-WORK-OUT FÜR KOORDINATION UND KRÄFTIGUNG

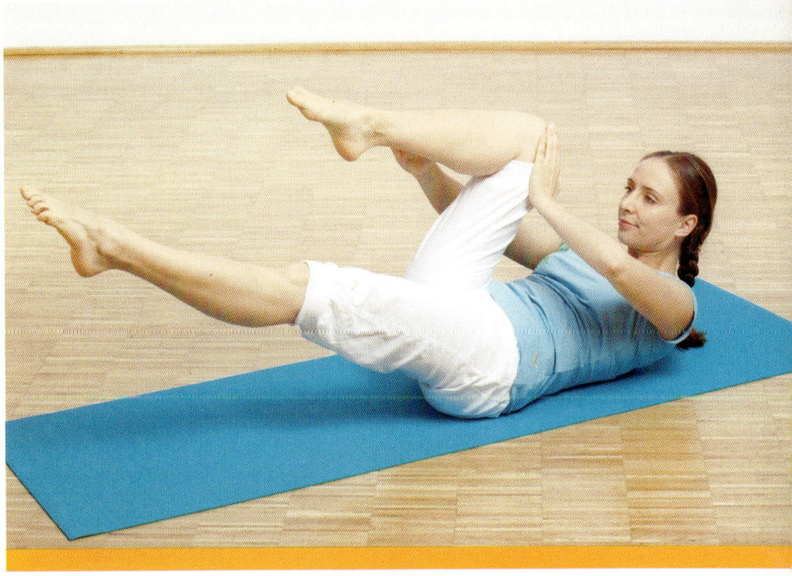

Für eine ausgewogene Figur sind optimal trainierte Muskeln unerlässlich. Muskuläre Unausgewogenheit liegt vor, wenn eine Muskelgruppe übermäßig strapaziert wird (z. B. bei Computertätigkeit die Rücken-, Nacken- und Schultermuskeln), eine andere dagegen geschwächt ist (z. B. die Bauchmuskulatur). Dieses Ungleichgewicht der Muskeln macht sich auf Dauer schmerzhaft bemerkbar: Verspannungen und erhöhtes Verletzungsrisiko sind die unangenehmen Folgen.

Außerdem führen schwache Muskeln zur weiteren Vermeidung anstrengender Bewegungen, und Koordinationsvermögen und Beweglichkeit nehmen weiter ab. So besteht ein Ziel der Pilates-Methode darin, die Muskulatur wieder effektiv aufzubauen. Angestrebt wird ein schlanker, aber gut durchtrainierter Muskel, denn Pilates war der Ansicht, dass extreme Muskelmasse die Koordinationsfähigkeit einschränke und die Beweglichkeit zu stark einenge.

Viele Menschen haben heute Probleme mit dem Rücken und der Bauchmuskulatur. Die Hauptursachen sind Bewegungsmangel sowie einseitige und falsche Belastungen. Auch ungünstige Schlafpositionen können die Probleme verstärken. Die Bauchmuskulatur wird schwach, die Rückenmuskulatur verhärtet sich, darüber hinaus entsteht Druck auf die Wirbelgelenke. Da verkrampfte Muskeln wehtun und zahlreiche Beschwerden verursachen können, werden Bewegungen in dieser Situation oftmals vermieden, und die Muskulatur rostet regelrecht ein: Es entsteht ein Teufelskreis aus Bewegungsvermeidung, mangelnder Beweglichkeit und fehlender Muskelarbeit mit daraus resultierender Muskelverkümmerung.

Für Probleme z. B. im Schulter- und Brustbereich sind nicht nur Fehlhaltungen verantwortlich, sondern auch Stress und negative Gefühle (»die Angst sitzt mir im Nacken« etc.). Ergebnis sind hängende Schultern und ein eingezogener Kopf. Langfristig verkürzen sich so die vorderen Schultermuskeln. Schmerzen und Bewegungseinschränkungen tauchen auf. Daher hat Joseph Pilates immer wieder auf die Wichtigkeit der richtigen Haltung bzw. seiner Pilates-Box hingewiesen.

Nutzen für Körper und Geist

Ohne positives Körpergefühl fehlt es uns an guter Laune und lockerer Muskulatur: Wir sind verspannt, kämpfen mit verkrampften und verkürzten Muskeln, fühlen uns nicht wohl und verlieren unsere Koordinationsfähigkeit und bisweilen sogar das seelische Gleichgewicht. Das »Geheimnis« von Pilates besteht darin, dass die positiven körperlichen Wirkungen eine Entsprechung auf emotionaler und geistiger Ebene finden. Wer Pilates praktiziert, wird geistig stärker, entwickelt ein ausgewogenes Verhältnis zu sich und seiner Umwelt, wird flexibler und ausgeglichener und wirkt offen und entspannt.

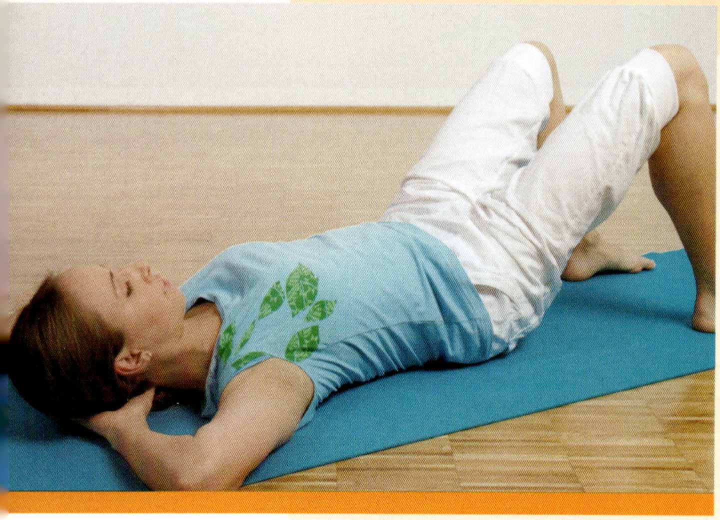

1. Die neutrale Position

- Nehmen Sie nun die Grundposition des Pilates-Trainings ein, die als Ausgangsposition für viele Pilates-Übungen gilt.
- Liegen Sie hierzu entspannt auf dem Rücken.
- Die Arme liegen unter dem Kopf oder neben dem Körper.
- Stellen Sie die Füße hüftbreit auf den Boden.
- Die Knie sind im 90-Grad-Winkel gebeugt.
- Pressen Sie das Becken sanft Richtung Boden, bis die Lendenwirbelsäule flach aufliegt.
- Dann das Becken vorkippen und ein Hohlkreuz machen: Dabei entsteht ein kleines »Fenster« bzw. ein offener Raum zwischen Boden und Wirbelsäule.
- Das Becken wieder lösen
- Schaukeln Sie nun das Becken 10-mal auf und ab.
- Lassen Sie die Bewegungen kleiner werden, bis Sie Ihr Becken in der mittleren Position fixieren.
- Diese Position wird »neutrales Becken« genannt. Sie kann auch im Sitzen oder Stehen ausgeführt werden.

2. Powerhouse-Aktivierung

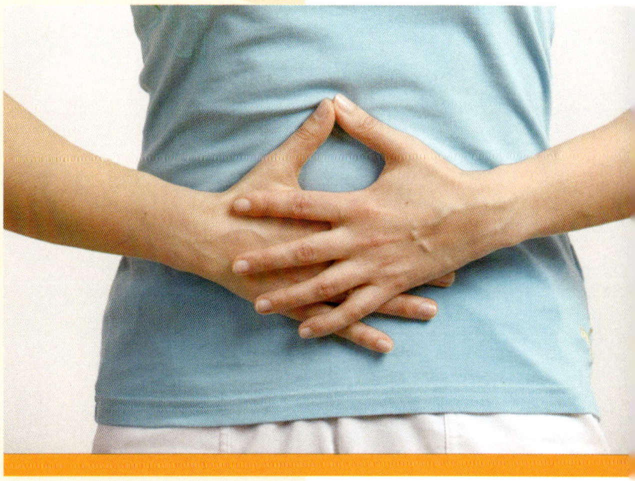

- Liegen Sie entspannt auf dem Rücken.
- Legen Sie die Hände auf Ihren Bauch.
- Aktivieren Sie Ihr Powerhouse:
- Beim Einatmen den Bauchnabel zur Wirbelsäule ziehen und den Beckenboden anspannen, indem Sie die Sitzbeinhöcker zusammenziehen.
- Beim Ausatmen die Rippen nach unten sinken lassen und in Richtung Becken schieben.
- Die Spannung in der Körpermitte halten.
- Atmen Sie tief in Brustkorb und Bauch, der Beckenboden bleibt angespannt.

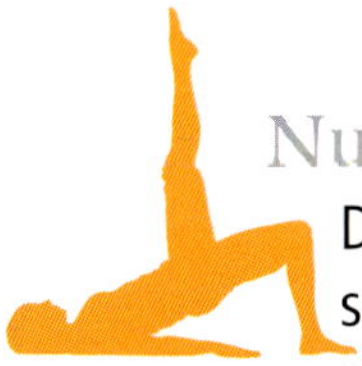

Nutzen für Körper und Geist

Die beiden ersten Übungen sind die Grundlage jedes Pilates-Trainings und müssen beherrscht werden! Die intensive Atmung in Brustkorb und Bauch und die neutrale Position helfen bei allen Muskelkräftigungsübungen. Sie können »aus der Mitte heraus« agieren und entlasten Ihre Rückenmuskulatur, weil die Bauchmuskulatur fest ist und sämtliche Bewegungen besser kontrolliert werden können.

3. Mobilisierung der Wirbelsäule

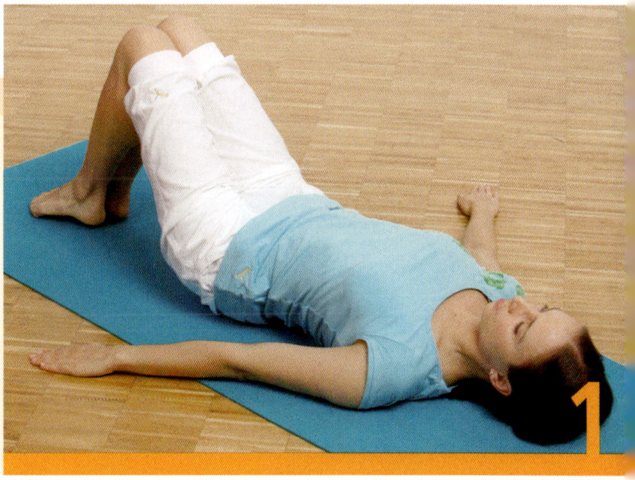

- Die Arme neben den Körper legen.
- Die Körpermitte ist aktiv (neutrales Becken).
- Die Beine aufstellen.
- Die Knie liegen aneinander.

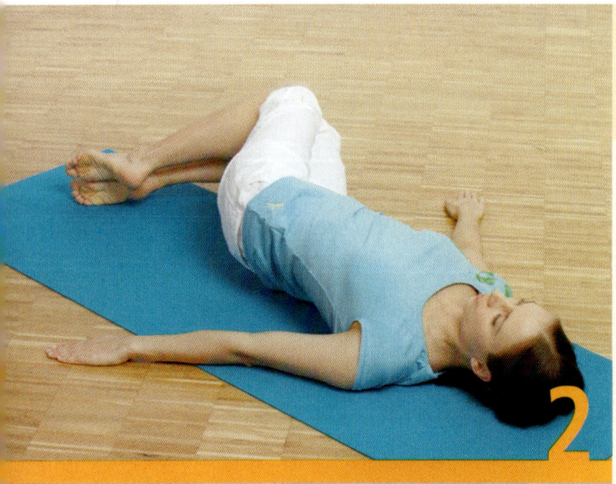

- Die Knie dann nach rechts zur Seite sinken lassen.
- Das Becken hebt sich nur leicht vom Boden.
- Beim nächsten Einatmen zurück zur Mitte kommen.

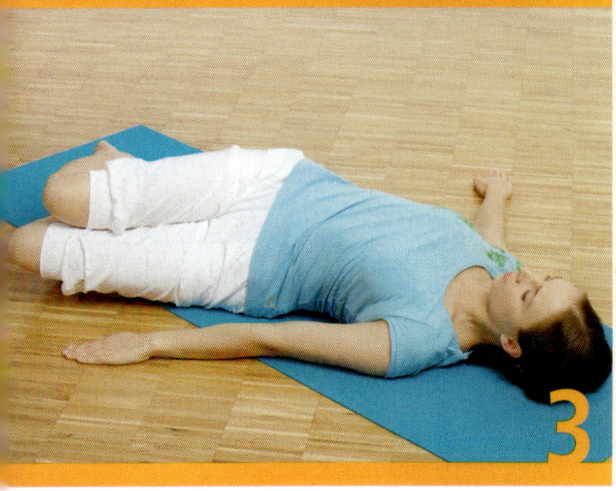

- Dann die geschlossenen Knie zur linken Seite sinken lassen.
- Die Übung langsam 10-mal wiederholen.
- Dabei tief durchatmen.
- Die Wirbelsäule wird mobilisiert.
- Nehmen Sie dies bewusst wahr. Spüren Sie der Bewegung Wirbel für Wirbel nach.

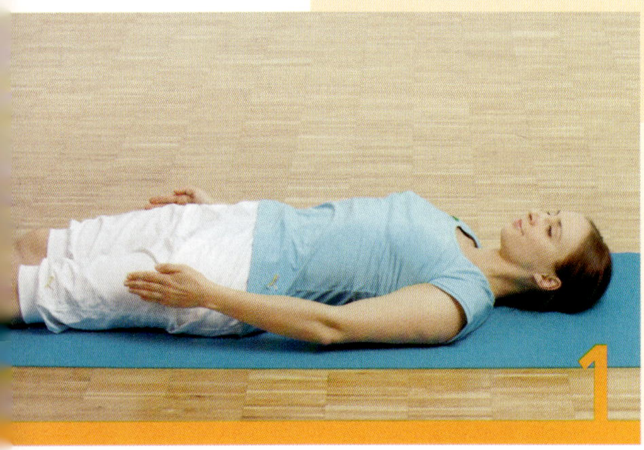

4. Schultergürtel-Stabilisierung

- Wieder die neutrale Position einnehmen.
- Die Arme seitlich neben den Körper legen.
- Einatmen.
- Die Hände bis zu den Fingerspitzen anspannen.

- Die gestreckten Arme anheben und über den Kopf zum Boden kreisen.
- Die Schultern bleiben dabei locker und entspannt auf dem Boden liegen.
- Ausatmen und das Powerhouse aktivieren.
- Dabei die Arme wieder zurückführen.

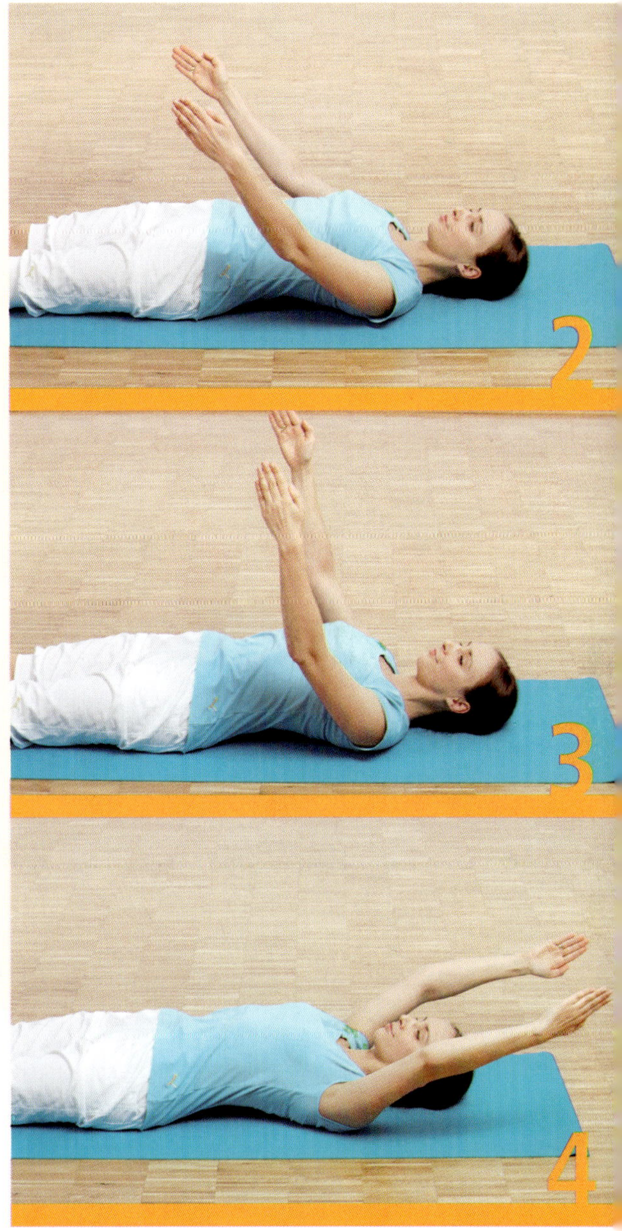

Nutzen für Körper und Geist

Die Übung stabilisiert den Schultergürtel und entspannt die Nackenregion. Je häufiger Sie die Übung praktizieren und verinnerlichen, desto besser sensibilisieren Sie sich dafür, die Arme auch bei alltäglich ausgeführten Bewegungen bewusst zu führen, ohne die Schultern dabei zu verspannen.

5. Schulterentlastung

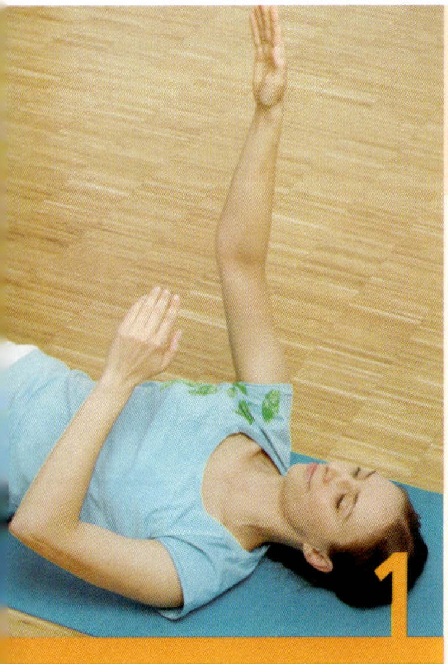

- Die neutrale Position wie zuvor einnehmen.
- Die Arme werden wieder nach oben gestreckt.
- Einatmen, den rechten Arm weiter nach oben strecken.
- Die rechte Schulter vom Boden lösen.
- Dem rechten Schulterblatt mehr Platz verschaffen.
- Die rechte Hand bleibt locker und entspannt.
- Ausatmen, den Arm sanft zurück nach unten sinken lassen, die Schulter wieder auf den Boden ablegen.

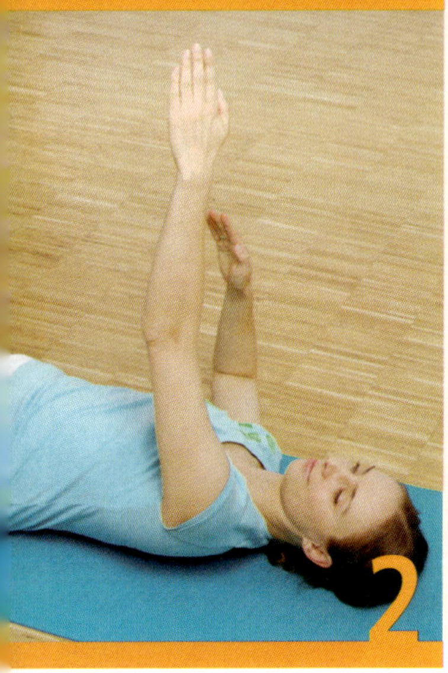

- Einatmen, dabei den linken Arm weit hochstrecken.
- Die linke Schulter vom Boden lösen.
- Dem linken Schulterblatt mehr Platz verschaffen.
- Dann die linke Schulter wieder zum Boden sinken lassen.
- Die gesamte Übung 10-mal wiederholen.

6. Rückendehnung

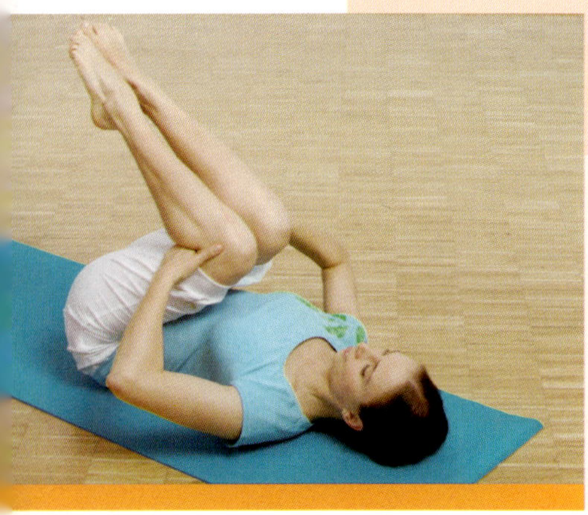

- Sie liegen in der neutralen Position.
- Beugen Sie die Beine und ziehen Sie die Knie zum Körper.
- Greifen Sie unter die Kniekehlen.
- Intensivieren Sie die Rückendehnung, indem Sie die Knie noch weiter zum Brustkorb hinabziehen.
- Atmen Sie tief durch und halten Sie 10 Atemzüge lang die Position.

7. Intensive Rückenstreckerdehnung

- Liegen Sie entspannt in der neutralen Position.
- Beugen Sie dann die Knie und ziehen Sie sie zum Körper.

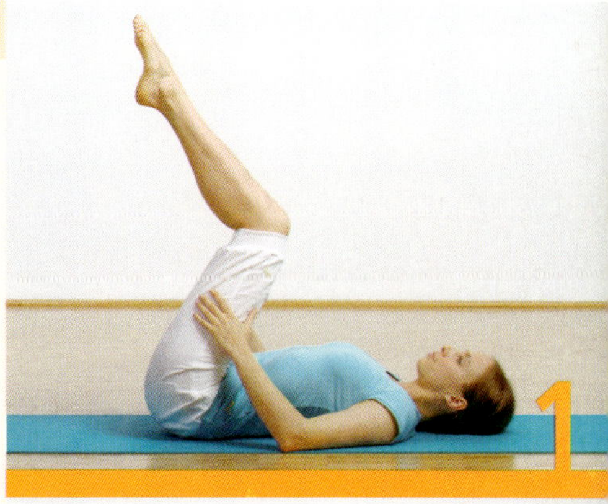

- Dann mit Schwung das Becken vom Boden abheben, die Arme greifen dabei stützend in die Hüfte.
- Die Ellbogen liegen seitlich neben dem Rumpf.

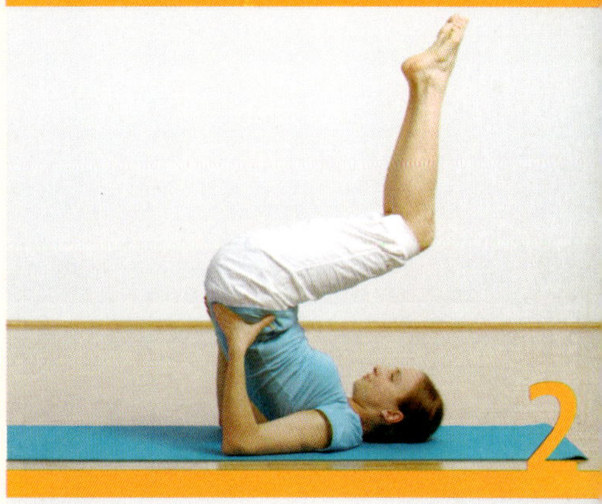

- Die Beine dann lang schräg nach hinten strecken. (E)

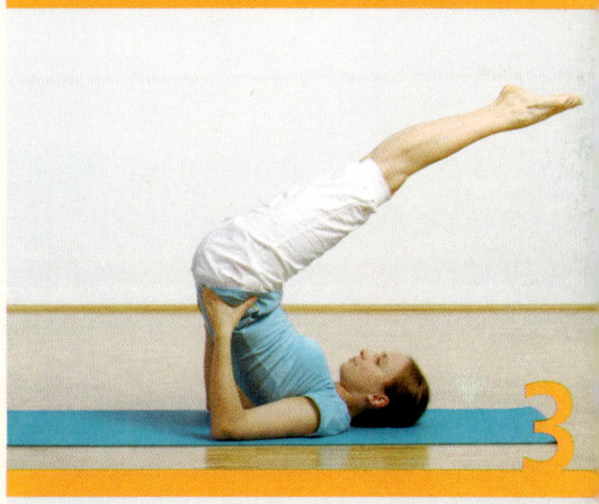

- Die Beine nach und nach so weit wie möglich Richtung Boden sinken lassen. (G)
- Die Füße hinter dem Kopf auf den Boden aufsetzen. (F)
- Atmen Sie tief in die Rumpfregion.
- Spüren Sie die Dehnung der Lendenwirbelsäule.
- Bleiben Sie einige Atemzüge lang in der Position.
- Dann langsam lösen und zurück in die Ausgangsposition rollen.
- Lang ausstrecken und durchatmen.

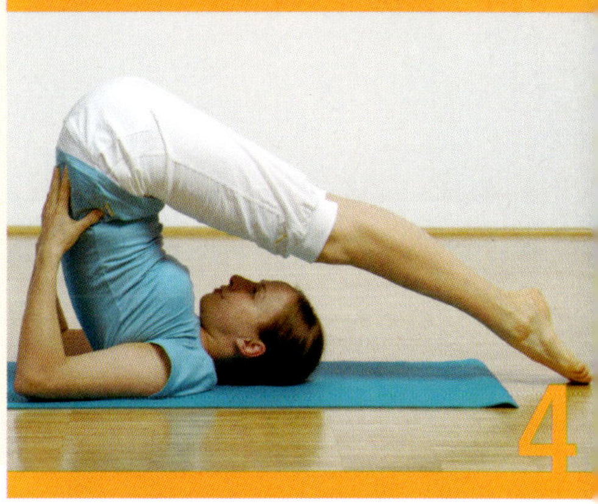

Nutzen für Körper und Geist

Die Übung dehnt verkürzte Rückenmuskeln (»Rückenstrecker« genannt) und verschafft den Bandscheiben mehr Raum. Die Wirbelsäule wird wieder »länger«.

TIPP: Halten Sie bei der Ausführung der Übung nicht den Atem an! Starten Sie langsam und bleiben Sie mit Ihrem Körpergefühl in Kontakt: Sie müssen nicht gleich die Füße auf den Boden aufsetzen, um die Rückenstrecker zu aktivieren.

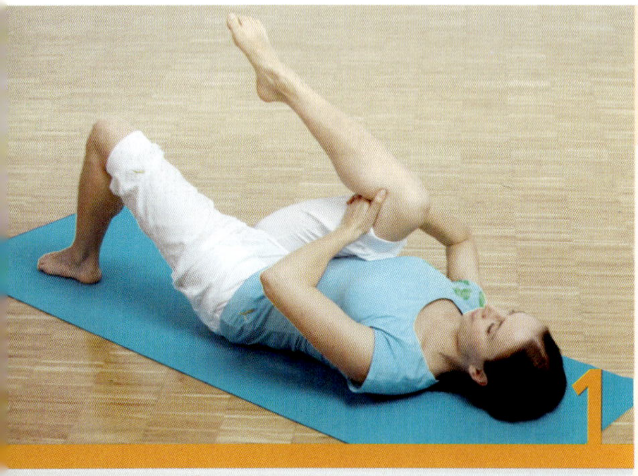

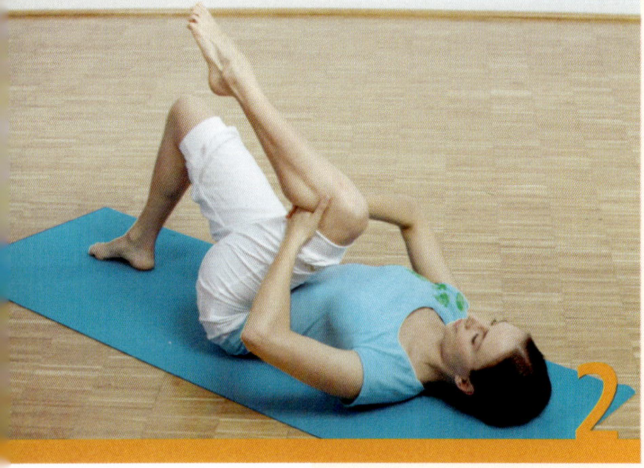

8. Hüftbeugerdehnung

- Wieder die neutrale Position im Liegen einnehmen.
- Dann das rechte Knie beugen und zum Oberkörper ziehen.
- Mit beiden Händen unter die Kniekehle greifen.
- Den Nacken auf dem Boden liegen lassen.
- Das linke Bein jetzt lang ausstrecken.
- Die Zehenspitzen strecken.
- Den Rücken fest Richtung Boden pressen.
- 10 Atemzüge in der Position bleiben.

- Dann lösen und die Seite wechseln.
- Die Übung wiederholen.
- Wieder 10 Atemzüge die Position halten.
- Dann die Beine auf dem Boden absetzen.
- Lang ausstrecken und kurz entspannen.

TIPP: Achtung: Bei der Übung sollten Sie nicht ins Hohlkreuz gehen. Sollte Ihnen dies schwerfallen, können Sie sich ein aufgerolltes Handtuch unter das Becken legen.

9. Oberschenkeldehnung mit aktiver Bauchmuskulatur

- Liegen Sie wieder in der neutralen Position.
- Dann die Beine nach oben strecken, durchgestreckt öffnen und nach außen sinken lassen.
- 10-mal durchatmen.
- Die Dehnung der Oberschenkelinnenseite spüren.

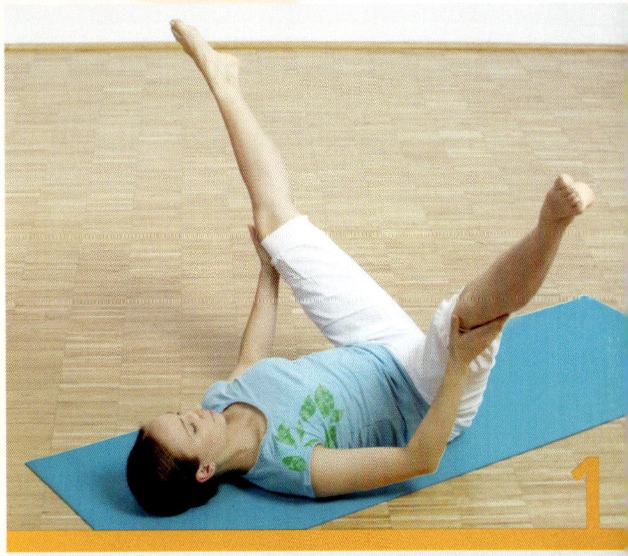

- Jetzt das Powerhouse aktivieren, die Bauchmuskeln arbeiten lassen:
- Beim Einatmen den Rumpf anheben.
- Die Arme zwischen den Beinen ausstrecken.
- Dann ausatmen und den Oberkörper wieder absenken.
- Die Übung 5-mal wiederholen.
- Danach die Beine auf dem Boden ablegen und lang ausstrecken.
- Mehrmals tief in die entspannte Bauchregion atmen.

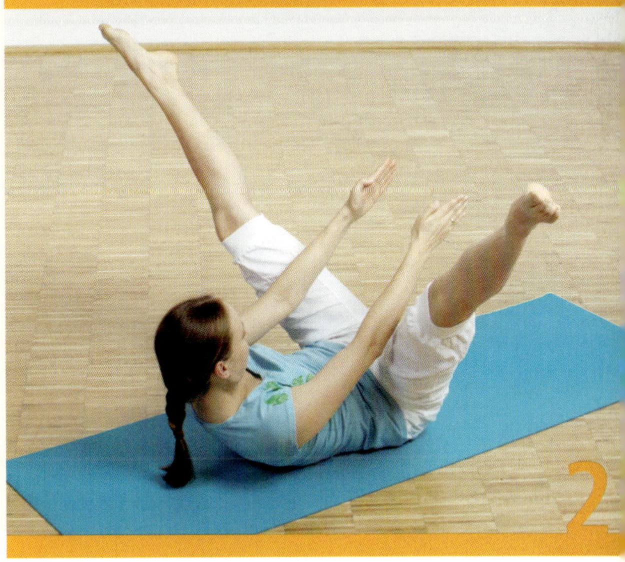

Nutzen für Körper und Geist

Die Übung dehnt die Muskulatur der Oberschenkelinnenseiten und stärkt zudem die Becken- und Bauchregion.

10. Po- und Schenkelstraffung

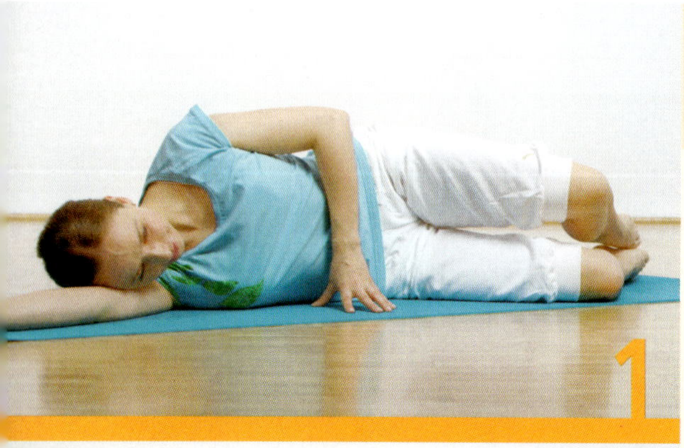

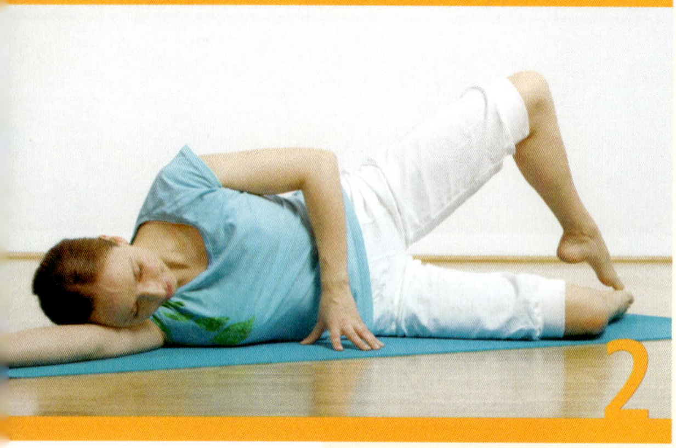

- Legen Sie sich auf die Seite.
- Strecken Sie den unteren Arm lang über dem Kopf aus.
- Die Hand des anderen Arms vorm Oberkörper aufstützen.
- Die Knie sind gebeugt.
- Jetzt die Beckenbodenmuskulatur anspannen.
- Einatmen.
- Das obere Knie nach oben ziehen, die Beine öffnen.
- Die Füße liegen aufeinander.
- Ausatmen, das Bein wieder absenken.
- 10-mal hintereinander wiederholen.
- Dabei tief ein- und ausatmen.

11. Nackenstreckung

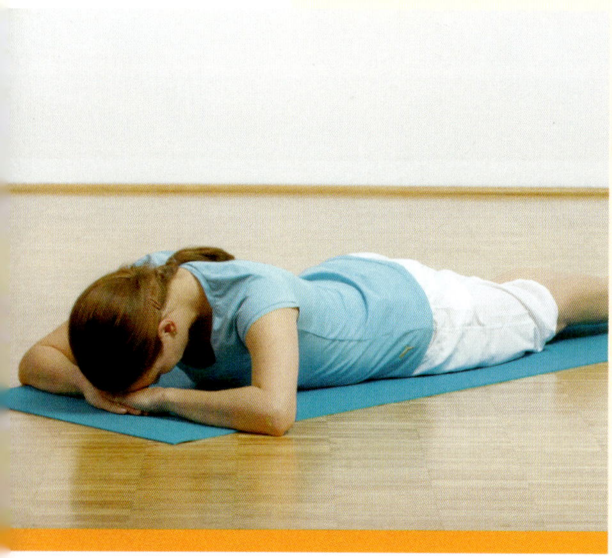

- Drehen Sie sich auf den Bauch.
- Die Hände unter der Stirn aufeinanderlegen.
- Die Beine lang ausstrecken.
- Spannen Sie den Beckenboden an.
- Aktivieren Sie das Powerhouse.
- Den Nacken strecken, sodass sich der Kopf leicht von den Händen abhebt.
- Die Schultern sind entspannt.
- Halten Sie die Spannung einen Atemzug lang, dann wieder lösen und den Kopf ablegen.
- Die Übung 5-mal wiederholen.

Nutzen für Körper und Geist

Die Übung entspannt den Nacken und kräftigt zugleich die Rückenmuskulatur.

12. Rückenstabilisation

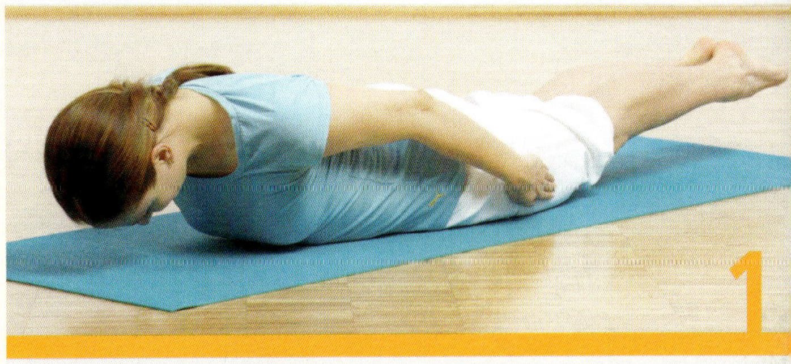

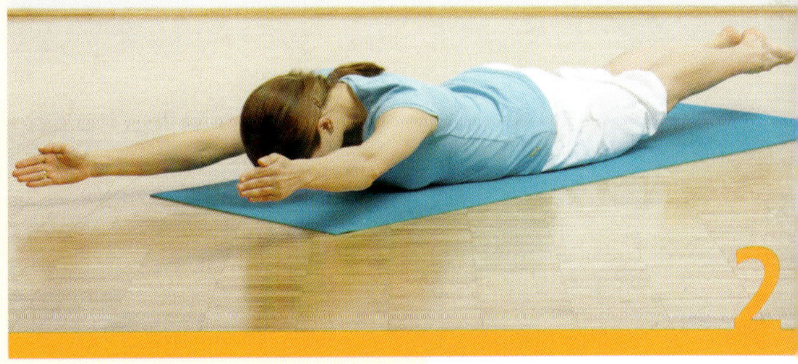

- In Bauchlage bleiben.
- Die Hände nach unten nehmen und an den Körper legen.
- Die Schultern nach hinten unten Richtung Füße ziehen.
- Po und Beine bleiben locker, der Nacken streckt sich.
- Schultern und Kopf heben leicht vom Boden ab.
- Stabilisieren Sie jetzt die Wirbelsäule, indem Sie die Beckenbodenmuskulatur aktivieren.
- Die Beine ebenfalls leicht vom Boden abheben. Die Arme nach vorne strecken.
- Die Gesäßmuskulatur ist angespannt, der gesamte Körper bildet von Kopf bis Fuß eine Gerade.
- Atmen Sie 5-mal tief ein und aus.
- Dann die Spannung lösen und Kopf und Beine wieder ablegen.

Nutzen für Körper und Geist

Die Übung kräftigt den Rücken und die tief liegende Körpermuskulatur. Sie trainieren, einzelne Körperregionen unabhängig voneinander anzuspannen und zu entspannen, hier die Gesäß-, Bein- und Rückenmuskulatur. Dadurch werden Ihre Körperwahrnehmung geschärft und die Muskelarbeit verfeinert.

TIPP: Beachten Sie beim Muskelaufbautraining Ihre Konzentration: Konzentrieren Sie sich ganz und gar auf die jeweilige Übung, auf den Muskel, den Sie trainieren möchten. Damit werden Sie weit mehr Erfolg als mit schlichter Gymnastik haben. Seien Sie also aufmerksam! Zwischen den Pilates-Trainingseinheiten sollte man zudem am besten eine Pause von ca. zwei Tagen einlegen. Trainieren Sie also nicht an aufeinanderfolgenden Tagen dieselben Muskeln, denn die Anpassung der Körpermuskulatur erfolgt in den Trainingspausen, nicht während des Trainings!

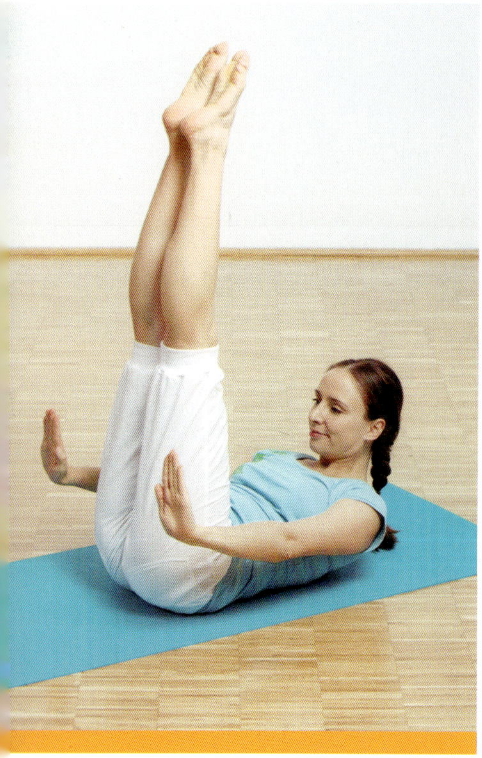

STARKES POWERHOUSE

Die gerade Bauchmuskulatur als Antagonist der unteren langen Rückenmuskulatur gilt als Beuger der Wirbelsäule. Sie ist z. B. für das Vorbeugen des Oberkörpers verantwortlich. Dies gilt ebenso für die Aufrichtung des Oberkörpers, z. B. in Rückenlage. Die seitlich des geraden Bauchmuskels liegenden schrägen Bauchmuskeln sind für die Drehbewegungen des Oberkörpers verantwortlich. Diese Muskeln werden auch beim Pilates-Training intensiv gefordert.

Der innere schräge Bauchmuskel verläuft fast rechtwinklig zum äußeren schrägen Bauchmuskel, was bedeutet, dass bei Kontraktion der inneren schrägen Bauchmuskeln die äußeren gedehnt werden und umgekehrt. Eine gut ausgebildete Bauchmuskulatur ist für eine gesunde, gute Körperhaltung ebenso wichtig wie ein trainierter Rücken, darum sollte ihre Stärkung in jeden Trainingsplan integriert werden. Beide Muskelgruppen werden durch die Aktivierung des Powerhouse beim Pilates-Training gleichermaßen angesprochen.

TIPP: Um das Powerhouse zu stärken, werden die Bauchmuskeln während des Workouts ein- und hochgezogen. Der Nabel zieht zur Wirbelsäule, und der Beckenboden wird aktiviert und dabei leicht gehoben. Die Sitzbeinhöcker werden zusammengezogen.

1. Gerade Rumpfbeugung

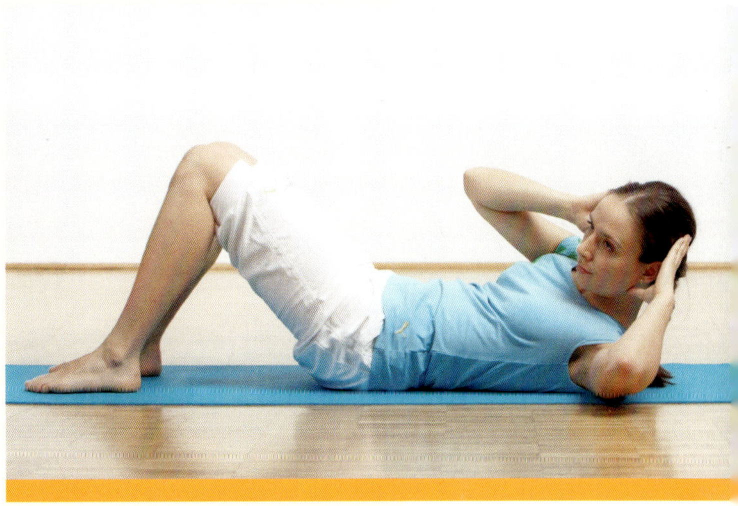

- Legen Sie sich auf den Rücken.
- Stellen Sie die Beine im 90-Grad-Winkel auf den Boden, die Füße stehen eng zusammen.
- Verschränken Sie die Hände hinter dem Kopf, die Ellbogen zeigen seitwärts nach außen.
- Aktivieren Sie beim Ausatmen das Powerhouse:
- Bauchnabel zur Wirbelsäule ziehen, die Beckenbodenmuskulatur arbeiten lassen.
- Heben Sie nun den Kopf und die Schulterblätter vom Boden ab.
- Runden Sie dabei die Brustwirbelsäule.
- Das Kinn ist handbreit von der Brust entfernt.
- Ziehen Sie sich beim Einatmen mit dem Oberkörper weit nach oben.
- Drücken Sie die Wirbelsäule dabei fest gegen den Boden, spannen Sie die Bauchmuskeln weiterhin an.
- Halten Sie die Position einen Atemzug lang.
- Dann beim Ausatmen den Oberkörper langsam wieder zum Boden sinken lassen.
- 3-mal (E), 5-mal (G) oder 10-mal (F) wiederholen.
- Dann zum Boden zurückgleiten und kurz entspannen.

2. Die Hundert

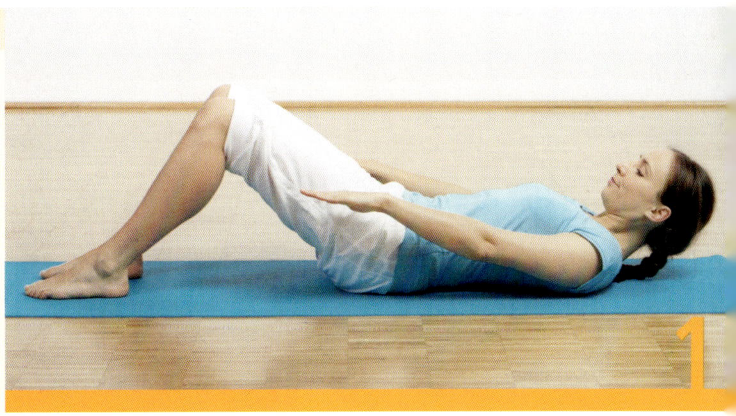

- Nehmen Sie erneut die neutrale Position ein.
- Die Füße eng beieinander aufstellen.
- Die Arme gerade nach vorne ausstrecken.

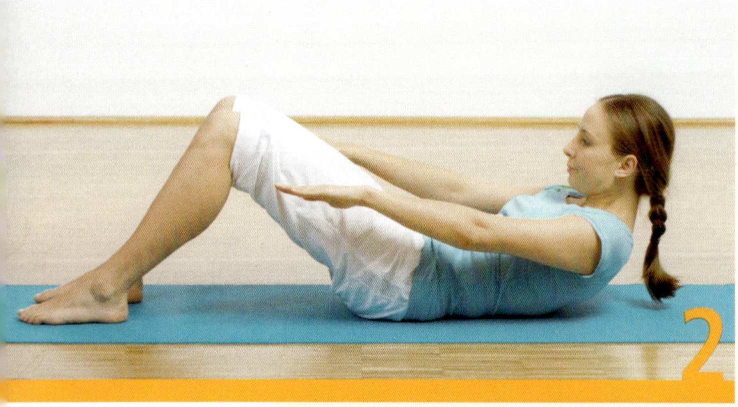

- Beim Einatmen wie zuvor Oberkörper und Kopf leicht vom Boden abheben, die Schultern bleiben entspannt, das Kinn weist leicht Richtung Brustbein.
- Das Becken bleibt am Boden.
- Beim Ausatmen das Powerhouse aktivieren.
- Die Arme dann ausgestreckt nach unten drücken, als wollten Sie ein Gewicht wegschieben.
- Den Bauch flach halten.
- Beim Einatmen 5-mal in kleinen Auf- und Abwärtsbewegungen federn, dann wieder 5-mal beim Ausatmen.
- Den Übungssatz 3-mal (E), 5-mal (G) oder im Idealfall 10-mal wiederholen, bis die Pumpbewegung 100-mal ausgeführt wurde (F).
- Zuletzt auf den Boden zurücksinken, lang ausstrecken und entspannen.

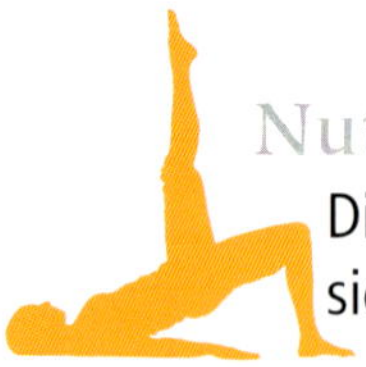

Nutzen für Körper und Geist

Die Übung stärkt die Stabilisatoren und Bauchmuskeln. Ihre Kondition verbessert sich, und das Lungenvolumen wird durch die intensive Atmung gesteigert.

TIPP: Halten Sie nicht den Atem an, sondern rollen Sie lieber frühzeitig zurück zum Boden, falls es Ihnen schwerfällt, die »Hundert« durchzuhalten. Steigern Sie langsam die Übungsintensität und verausgaben Sie sich nicht. Lassen Sie sich Zeit, die Übung langsam auszuführen, und verspannen Sie nicht in der Schulter- und Nackenpartie.

3. Abrollen der Wirbelsäule

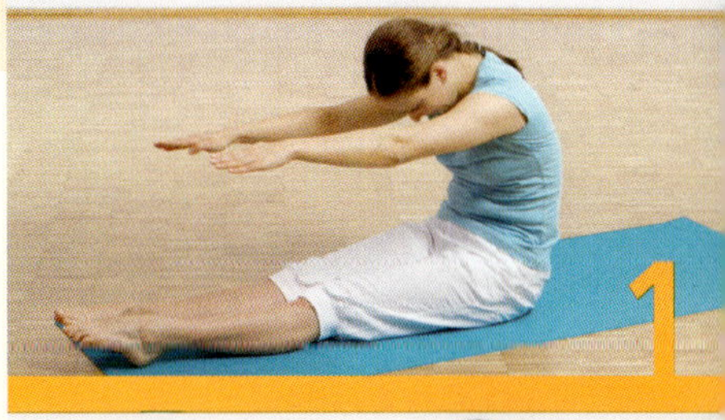

- Setzen Sie sich mit ausgestreckten Beinen und geradem Rücken auf den Boden.
- Aktivieren Sie Ihr Powerhouse.
- Einatmen, dabei die Arme mit gestreckten Fingerspitzen nach vorne strecken.

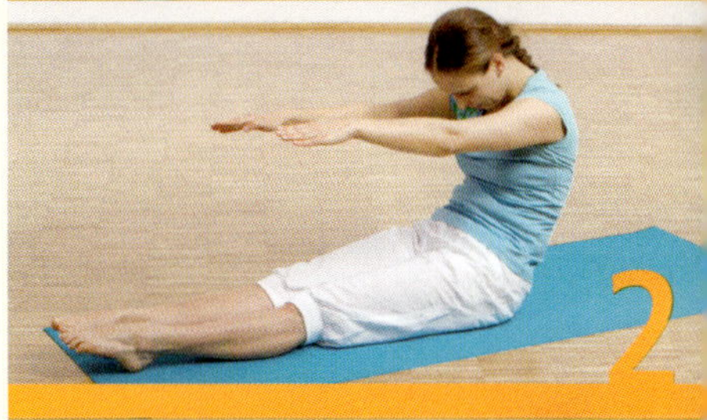

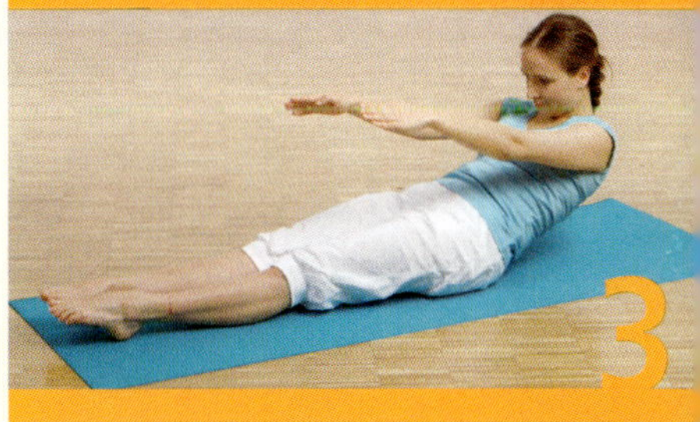

- Beim Ausatmen langsam Wirbel für Wirbel auf den Boden zurückrollen.
- Die Kraft kommt ausschließlich aus der Bauch-, nicht aus der Rückenmuskulatur!

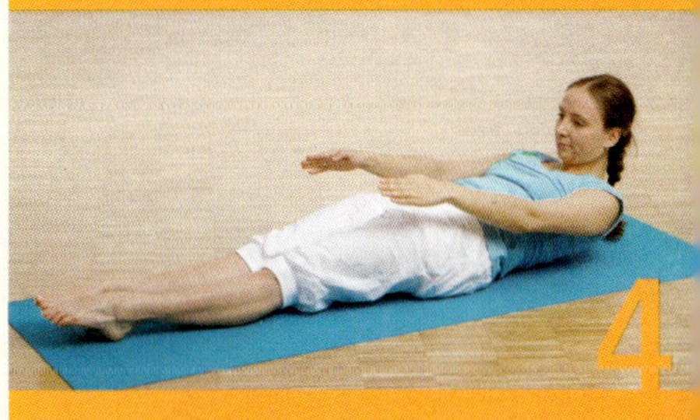

- Die Wirbelsäule ist durch die Spannung stabilisiert.

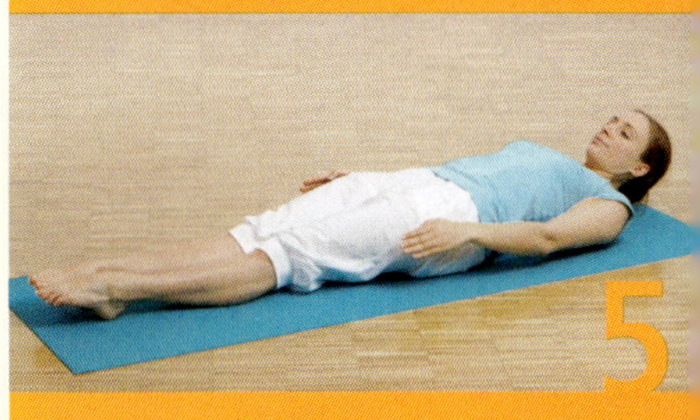

- Dann mit dem Einatmen wieder nach oben rollen.
- Rollen Sie nur 1-mal nach unten, falls es Ihnen noch an Kraft fehlt (E).
- Wiederholen Sie die Übung insgesamt 3- (E, G) bis 5-mal (F).
- Im Anschluss lang auf dem Boden ausstrecken.
- Die Bauchmuskulatur kurz entspannen und tief durchatmen.

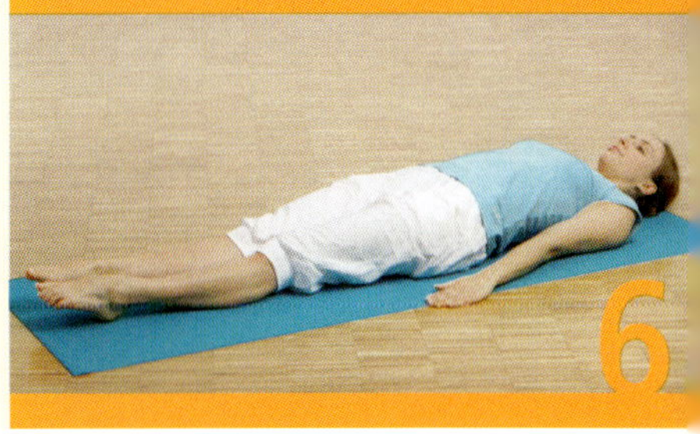

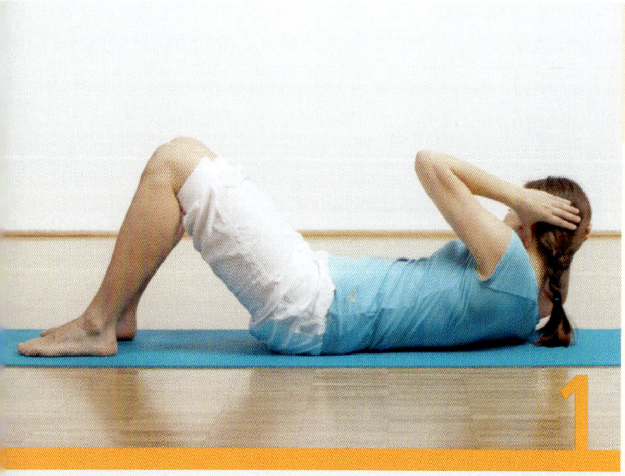

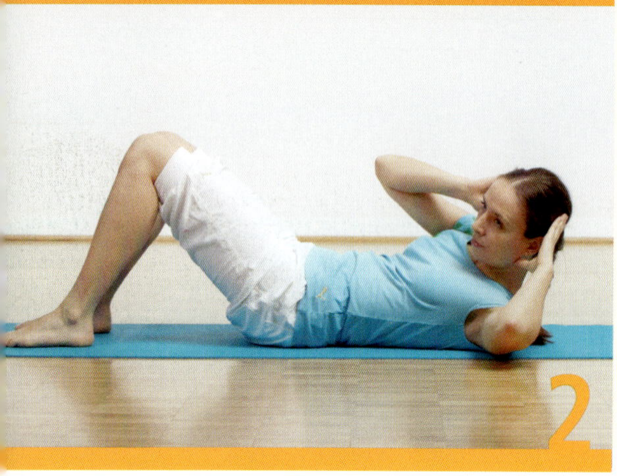

4. Schräge Rumpfbeugung

- Nehmen Sie die neutrale Position ein.
- Rückenlage mit angewinkelten, aufgestellten Beinen.
- Die Hände sind hinter dem Kopf im Nacken verschränkt.
- Die Ellbogen zeigen nach außen.
- Das Powerhouse ist aktiv.
- Ziehen Sie sich beim Einatmen schräg zur rechten Seite hoch, bis die Schulterblätter nicht mehr auf dem Boden aufliegen.
- Position kurz halten.
- Dann beim Ausatmen die Position wieder lösen.
- Zurück zur Mitte kommen.
- Danach die Rumpfbeugung zur linken Seite ausführen.
- Machen Sie 3 (E), 5 (G) oder 10 Wiederholungen (F).

TIPP: Trainieren Sie auch als Einsteiger wenigstens eine der Variationen für die geraden bzw. für die schrägen Bauchmuskeln. Optimal ist es natürlich, beide Varianten auszuführen. Wer Probleme mit Rückenverspannungen im Bereich der Schulterblätter hat, sollte die schräge Variante favorisieren. Sie entlasten dabei den Schulter- und oberen Rückenbereich!

5. Einseitige Beindehnung

Intensivieren Sie die vorhergehenden Übungen noch.

- Nehmen Sie die neutrale Position ein.
- Die Beine anheben und im rechten Winkel beugen.
- Das Powerhouse aktivieren.
- Die Hände an die Knie legen und sanften Gegendruck ausüben.
- Dabei die Wirbelsäule Richtung Boden pressen.

- Einatmen, die Schultern und den Kopf vom Boden abheben.
- Ausatmen, rechtes Bein lang ausstrecken, das linke angewinkelt lassen.
- Einatmen, das Bein wieder beugen.

- Ausatmen und das andere Bein ausstrecken.
- Die Übung langsam fließend 3-mal (E), 5-mal (G) oder 10-mal wiederholen (F).
- Dann kurz die Beine abstellen und die Bauchdecke entspannen.

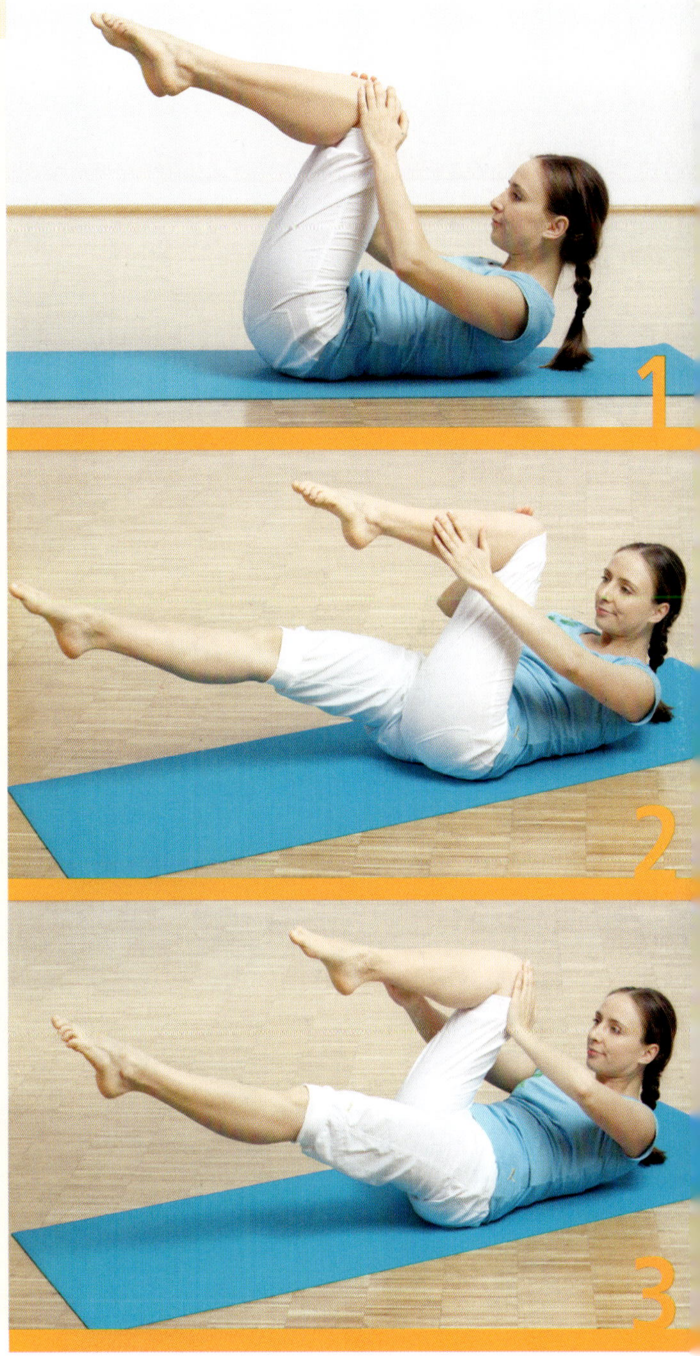

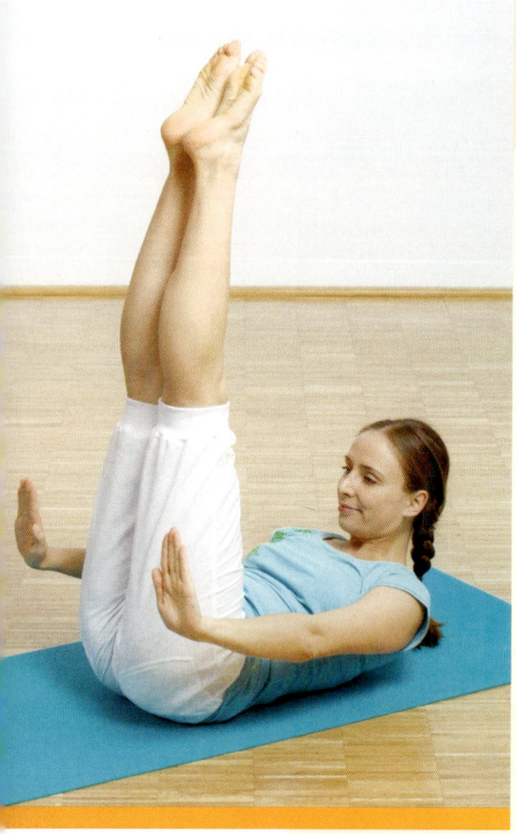

6. Beidseitige Beindehnung

- Ausgangsposition ist wieder die neutrale Position.
- Sie liegen auf dem Boden, die Füße sind aufgestellt.
- Einatmen.
- Die Beine gerade nach oben strecken.
- Die Fußspitzen weisen nach oben.
- Arme parallel zueinander nach vorne ausstrecken, die Schultern dabei vom Boden abheben.
- Ausatmen und das Powerhouse aktivieren.
- Die Handflächen anspannen, die Fingerspitzen zum Körper ziehen.
- Die Wirbelsäule zum Boden schieben.
- Die Position 3 (E), 5 (G) oder 10 (F) Atemzüge lang halten.
- Dann lösen, zum Boden zurückrollen und die Bauchdecke entspannen.
- Tief durchatmen.

TIPP: Achten Sie darauf, dass Bauch und Beckenboden aktiv sind, und halten Sie nicht den Atem an. Lassen Sie sich Raum zum intensiven Atmen: Die Luft soll leicht in die Lungen einströmen, daher muss der Brustkorb möglichst weit gedehnt sein. Die Schultern bleiben entspannt.

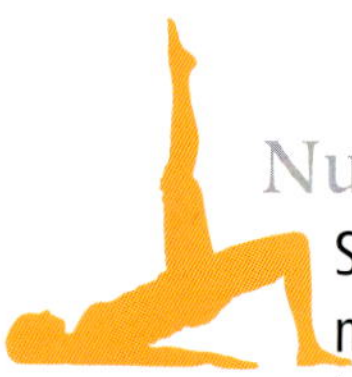

Nutzen für Körper und Geist

Sie lernen bei der Übung, das Powerhouse zu kontrollieren. Die gesamte Körpermuskulatur arbeitet, Bauch, Beine und Po werden optimal trainiert. Sie meistern hierbei auch die Pilates-Atmung in den Brustkorb, sobald Sie es schaffen, den Oberkörper nicht zusammenzupressen bzw. einzuengen, sondern intensiv und entspannt durchzuatmen!

7. Diagonale Beindehnung

- Intensivieren Sie die vorherige Beindehnung noch.
- Nehmen Sie die neutrale Position ein.
- Die Beine anheben und im rechten Winkel beugen.
- Das Powerhouse aktivieren. Dabei die Wirbelsäule Richtung Boden pressen.
- Einatmen, die Schultern und den Kopf vom Boden abheben.

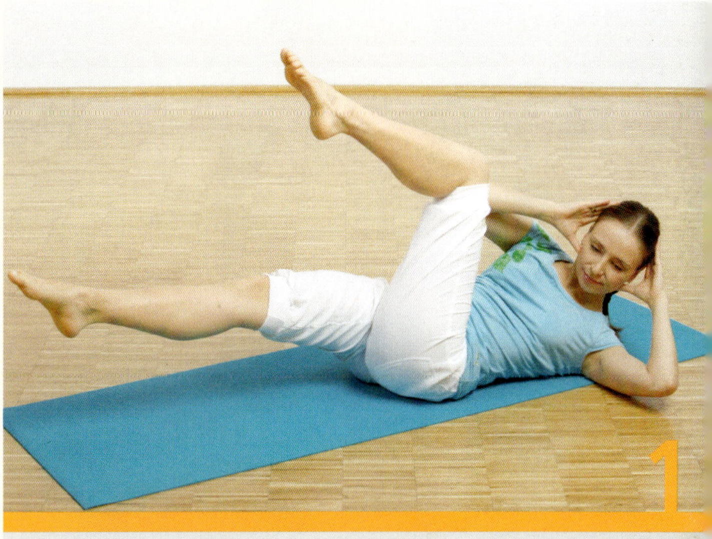

- Dabei den Oberkörper schräg nach links ziehen, der rechte Ellbogen weist Richtung linkes Knie.
- Das rechte Bein lang ausstrecken, das linke angewinkelt lassen.
- Einatmen, das Bein wieder beugen.
- Den Oberkörper zurück zur Mitte bringen.

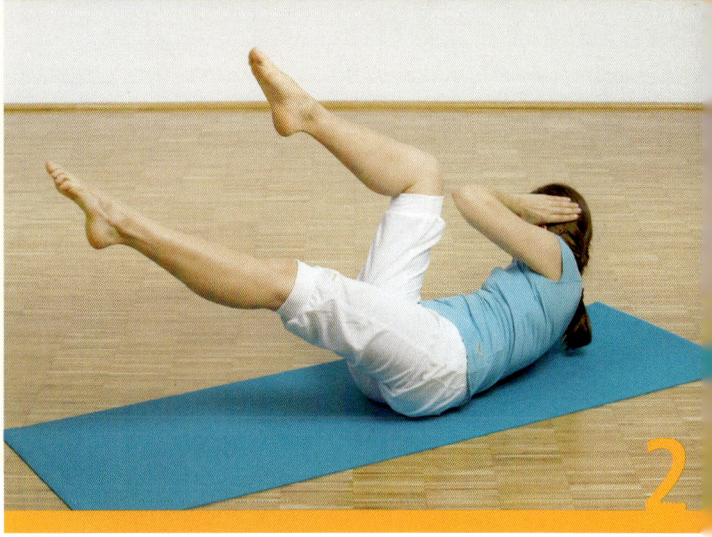

- Ausatmen und das andere Bein ausstrecken.
- Dabei den Rumpf schräg nach rechts ziehen, der linke Ellbogen weist zum rechten Knie.
- Die Übung langsam fließend 3-mal (E), 5-mal (G) oder 10-mal wiederholen (F).
- Dann kurz die Beine abstellen und die Bauchdecke entspannen.
- Tief durchatmen!

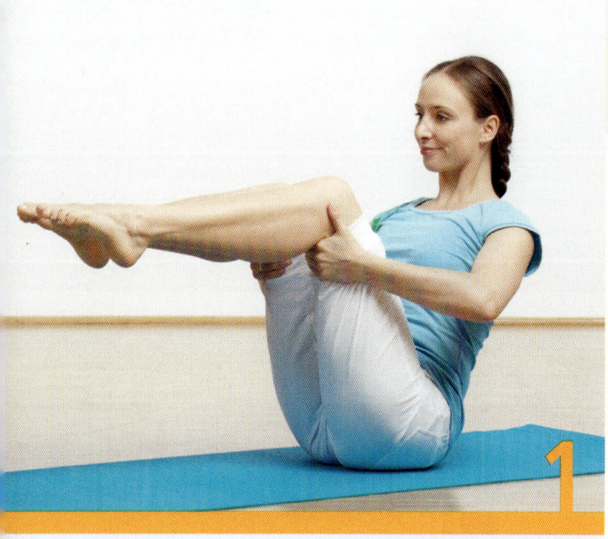

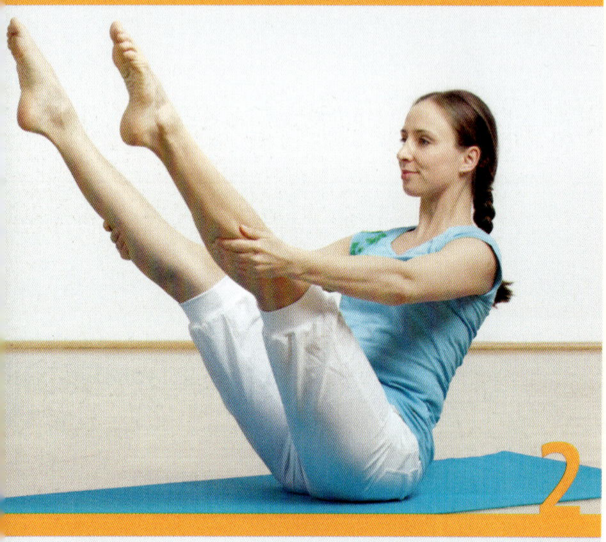

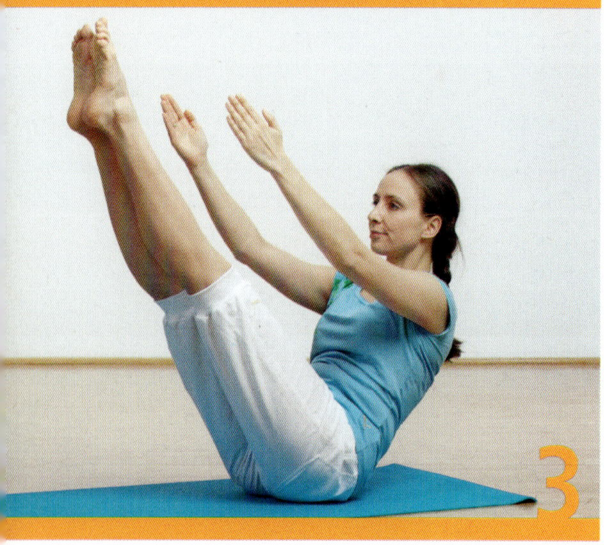

8. Bootpose

- Die neutrale Position einnehmen.
- Die Beine sind auf dem Boden aufgestellt.
- Einatmen.
- Die Beine anwinkeln, die Hände fassen unter die Kniekehlen.
- Ausatmen. Das Powerhouse aktivieren.
- Schwingen Sie die Beine gestreckt nach vorne oben, sodass Beine und Oberkörper einen rechten Winkel bilden.
- Die Hände entweder unter den Kniekehlen lassen (E, G) oder nach vorne parallel zu den Beinen ausstrecken (G, F).
- Der Rücken ist gerade.
- Der Blick ruht auf den Füßen.
- 3 (E), 5 (G) oder 10 Atemzüge (F) lang die Position halten.
- Ausatmen. Position sanft lösen.

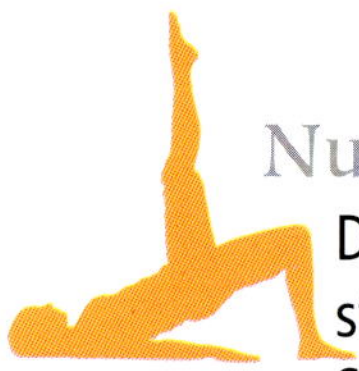

Nutzen für Körper und Geist

Die Übung verbessert die Körperbalance und stärkt die Bauchmuskulatur. Das Gefühl für die Stabilisierung der Wirbelsäule prägt sich aus.

TIPP: Um Stabilität zu erreichen, darf der Rücken nicht belastet werden. Die Kraft dazu muss allein aus dem Powerhouse kommen. Wenn Sie diese Technik nicht anwenden, können Schmerzen in der mittleren Rückenpartie entstehen. Die Übung ist anspruchsvoll: Sollte sie nicht sofort gelingen, haben Sie Geduld mit sich! Statt der 3 Atemzüge können Sie die Position anfangs auch nur einen einzigen Atemzug lang halten. Wenn Ihre Kraft für die Übung noch nicht ausreicht, können Sie diese auch mit angewinkelten Knien ausführen.

9. Beinhalter

- Nehmen Sie wie zuvor die neutrale Position ein.
- Sie liegen auf dem Boden, die Beine sind aufgestellt.
- Beim Einatmen die Beine nach oben strecken, bis sich Körper und Beine im rechten Winkel zueinander befinden.
- Die Hände fassen unter die Kniekehlen.
- Kopf und Schultern vom Boden abheben.
- Ausatmen und das Powerhouse aktivieren.

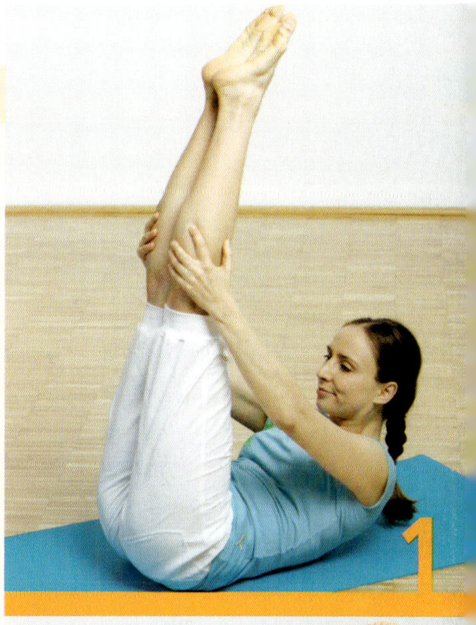

- Die gestreckten Beine etwas weiter nach hinten ziehen.
- Die Hände gleiten dabei Richtung Knöchel und unterstützen die Bewegung.
- Die Wirbelsäule in den Boden schieben.
- 3- (E), 5- (G) oder 10-mal (F) durchatmen und die Position halten.
- Dann wieder lösen und lang auf dem Boden ausstrecken.
- Die Bauchdecke entspannen und tief ein- und ausatmen.

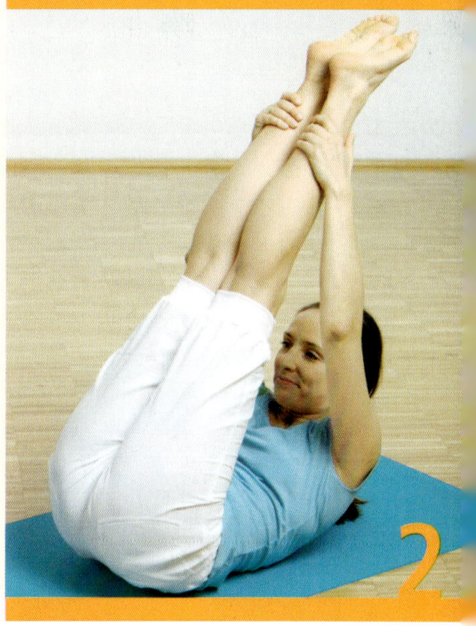

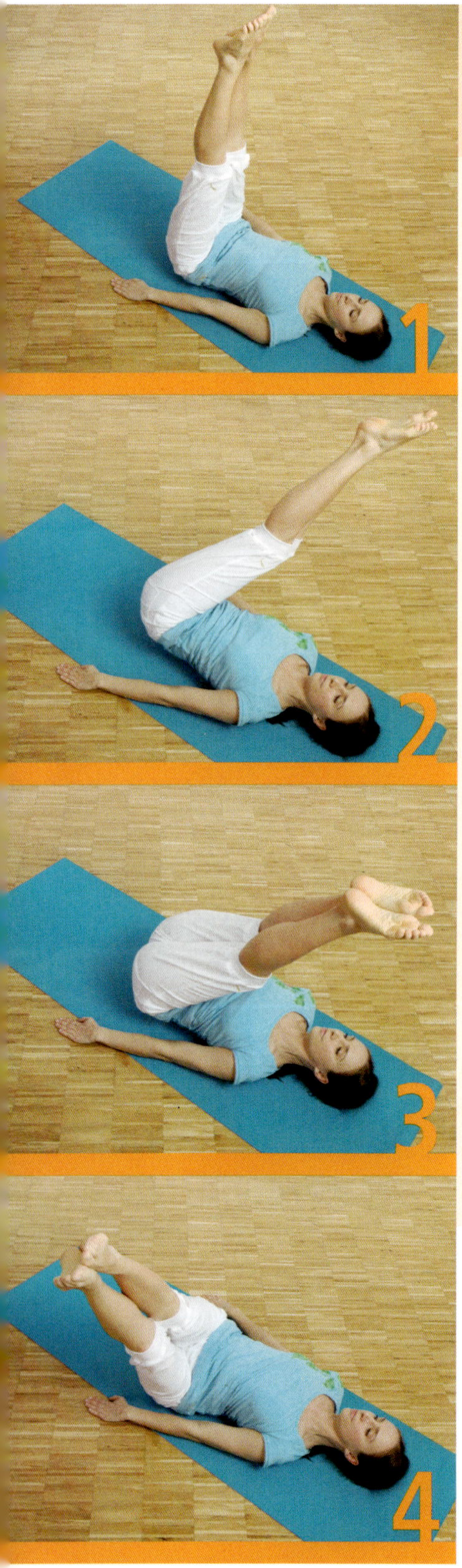

10. Gestreckte Beinschraube

- Neutrale Position im Liegen einnehmen.
- Die Arme leicht abgespreizt neben den Körper legen.
- Die Handflächen weisen nach unten.
- Die Beine nach oben strecken, das Becken bleibt so weit wie möglich am Boden.
- Die Wirbelsäule bei aktivem Powerhouse sanft in den Boden schieben.
- Nun die gestreckten, fest aneinandergelegten Beine nach rechts kreisen lassen.
- Die Kreise sind zunächst klein, werden dann langsam größer und kreisen etwas tiefer.
- Dabei entspannt in den Rumpf hineinatmen.
- Der Bauch bleibt flach.
- 3- (E), 5- (G) oder 10-mal (F) kreisen.
- Die Kraft kommt aus dem starken Powerhouse!

- Dann die Seite wechseln und nach links kreisen.
- Zuletzt die Beine anwinkeln und auf dem Boden aufstellen.
- Langsam nach unten rollen, auf dem Boden ausstrecken und die Bauchdecke entspannen.

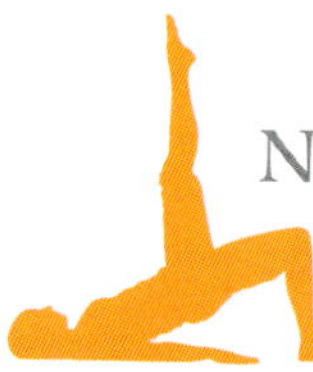

Nutzen für Körper und Geist

Die Übung trainiert und festigt intensiv die Bauch- und Beinmuskulatur, stabilisiert den Oberkörper und tut der Wirbelsäule gut. Sie lernen, die Muskulatur des Unter- und Oberkörpers unabhängig voneinander zu entspannen bzw. anzuspannen, und können so Ruhe und Bewegung, Aktivität und Entspannung vereinen.

TIPP: Beginnen Sie mit kleinen Kreisen und führen Sie diese langsam aus, damit Sie spüren, wo die Übung wirkt. Achten Sie ebenfalls darauf, dass die Wirbelsäule am Boden bleibt und das Becken nicht zu weit von der Unterlage abhebt, sondern Richtung Boden geschoben wird.

KOMBINATIONSTRAINING FÜR BECKEN, BAUCH UND RÜCKEN

Wirken Sie mit dem dritten Teil des Pilates-Trainings für Becken, Bauch und Rücken Muskelverspannungen und Rückenbeschwerden gezielt entgegen und kräftigen Sie so schwache Muskelpartien. Auch die Muskulatur von Armen, Beinen und Po wird trainiert! Wenn Rücken-, Schulter- und Nackenschmerzen häufig auftreten, ist zunächst die Selbstwahrnehmung gefragt: Helfen Sie sich daher mit gezielter Selbstbeobachtung, um herauszufinden, woher Ihre Beschwerden eigentlich kommen (Fehlhaltungen, Stress usw.). Joseph Pilates legte viel Wert auf eine aufmerksame Selbstwahrnehmung, weil er der Überzeugung war, dass diese der Schlüssel zur aktiven Veränderung von Fehlhaltungen und muskulären Ungleichgewichten sei.

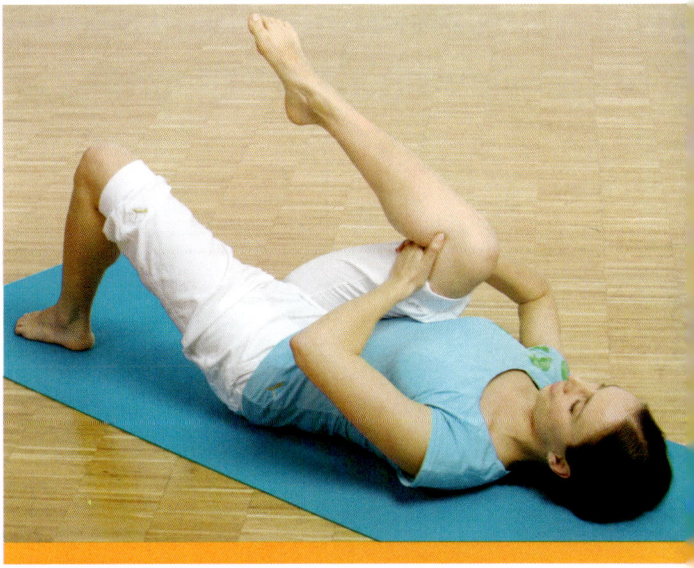

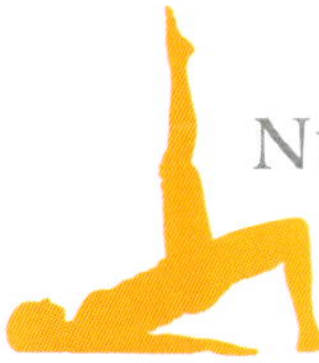

Nutzen für Körper und Geist

Muskelverspannungen verschwinden Schritt für Schritt, wenn wir die untrainierte Muskulatur aktiv mit wirksamen Pilates-Übungen für Becken, Bauch und Rücken fordern, damit Blockaden lösen und unsere Muskeln beweglicher machen. Voraussetzung: Regelmäßiges Training, dann stellt sich der Erfolg bald ein! Erleben Sie dabei Entspannung, Rückenstärkung, eine kräftige Körpermitte und die Mobilisierung der gesamten Wirbelsäule. Ein geschmeidiger Körper, mehr Kondition, Beweglichkeit und ein neues Selbstbewusstsein sind das Resultat.

1. Sanfte Wirbelsäulendrehung

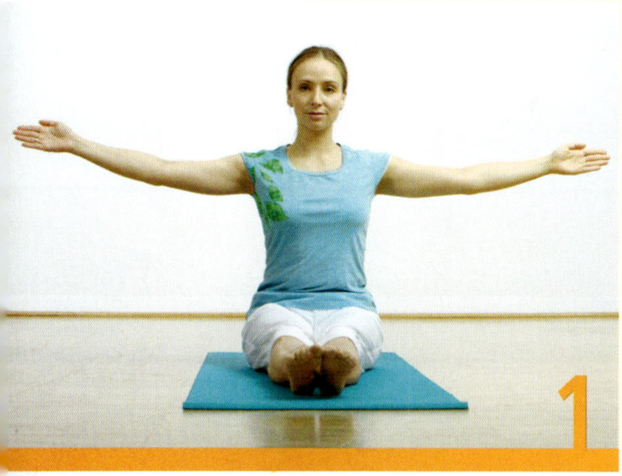

- Setzen Sie sich aufrecht auf den Boden.
- Die Beine sind lang ausgestreckt.
- Fußspitzen zum Körper ziehen.
- Heben Sie die Arme schulterhoch ausgestreckt zur Seite.
- Aktivieren Sie das Powerhouse:
- Der Nabel zieht beim Ausatmen zur Wirbelsäule, der Beckenboden ist aktiv, die Sitzbeinhöcker sind zusammengezogen.

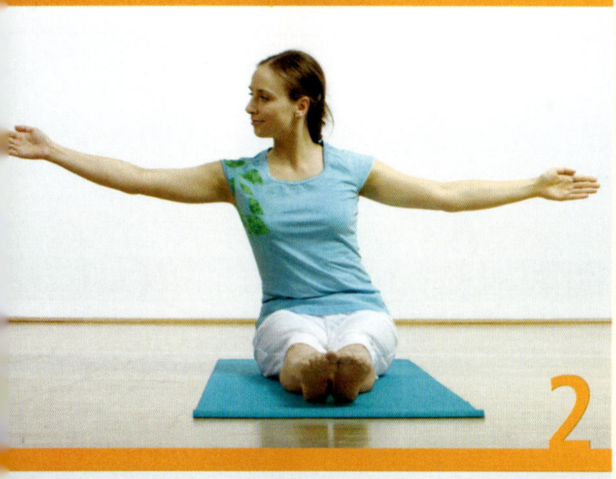

- Wenden Sie den Kopf nun nach rechts, der Blick ruht auf der ausgestreckten Hand.
- Schieben Sie dann den rechten Arm und die Schulter, zuletzt den Rumpf weit nach außen.
- Das Becken bleibt dabei fest auf dem Boden.

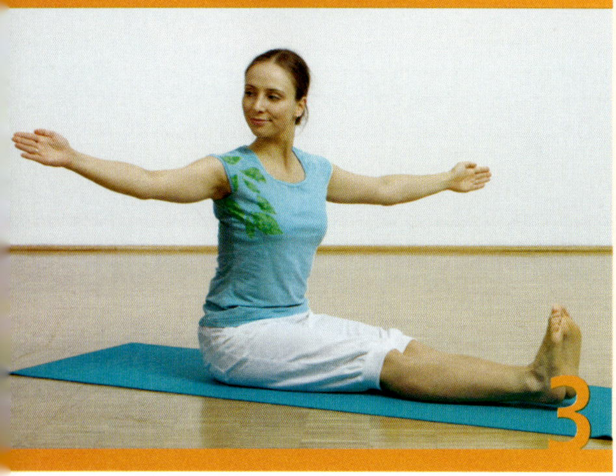

- Dann die rechte Schulter noch etwas weiter nach hinten drehen.
- Halten Sie die Position 10 Atemzüge lang.
- Dabei tief ein- und ausatmen.
- Dann zurück zur Mitte kommen.

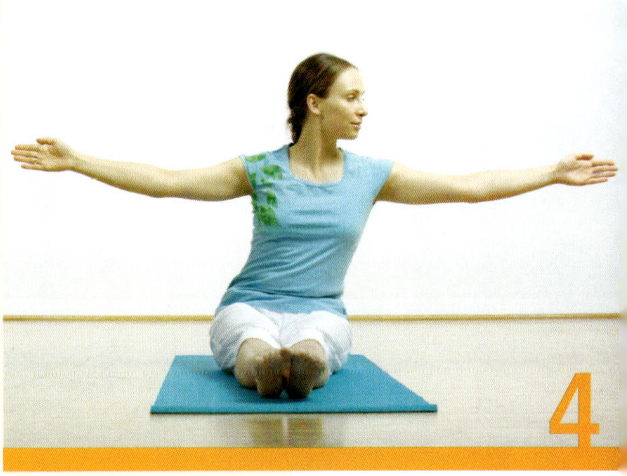

- Die Übung zur anderen Seite ausführen.
- Wenden Sie den Kopf nach links, der Blick ruht auf der ausgestreckten Hand.
- Schieben Sie dann den linken Arm und die Schulter, zuletzt den Rumpf weit nach außen.
- Das Becken bleibt stabil.
- Dann die linke Schulter noch etwas weiter nach hinten drehen.
- Halten Sie die Position wieder 10 Atemzüge lang.
- Dabei tief ein- und ausatmen.
- Dann zurück zur Mitte kommen.
- Die Arme nach unten sinken lassen und entspannen.

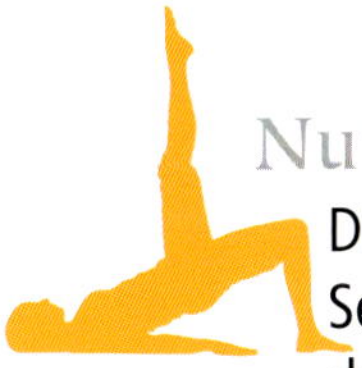

Nutzen für Körper und Geist

Die Übung fördert die Mobilität der Wirbelsäule und die tiefe Atmung in die Seiten des Brustkorbs. Die Bandscheiben haben durch die Streckung mehr Platz, das Becken wird stabilisiert.

TIPP: Achten Sie darauf, dass die Nackenmuskulatur locker bleibt. Die Wirbelsäule soll aufgerichtet sein. Dabei hilft es, die Zehenspitzen zum Körper zu ziehen, denn so werden die Beinmuskeln in die Übung integriert, und Ihre Sitzbeinhöcker ziehen sich automatisch zusammen.

2. Gestreckte Taillendehnung

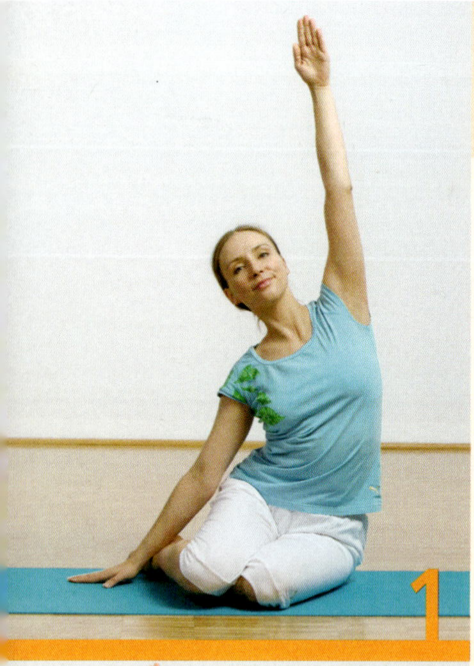

- Setzen Sie sich entspannt auf die Unterschenkel.
- Die Wirbelsäule ist aufgerichtet.
- Einatmen, den linken Arm weit nach oben strecken.
- Dabei das Becken vom Boden abheben.
- Ausatmen, das Powerhouse aktivieren und das Gesäß links neben den Beinen wieder absetzen.
- Die rechte Hand stützt sich seitlich vom Körper am Boden ab.

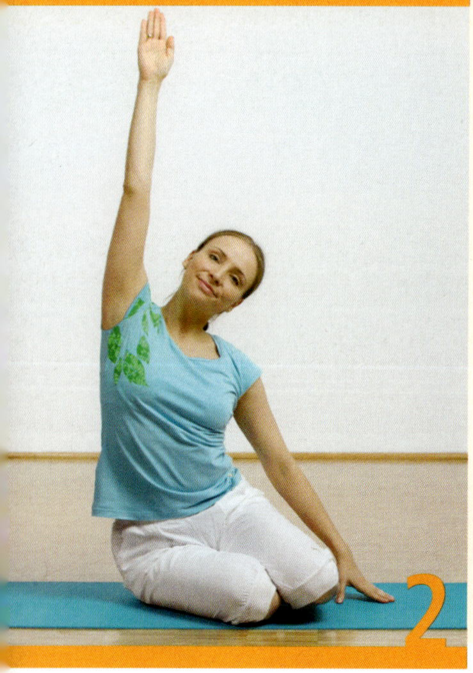

- Beim nächsten Einatmen den rechten Arm hoch zur Decke strecken, das Becken heben und rechts neben den Beinen absetzen.
- Die linke Hand stützt sich ab.
- Spüren Sie die Dehnung der Taille.
- Setzen Sie sich 3- (E), 5- (G) oder 10-mal (F) im Wechsel rechts und links neben die Beine, dabei den rechten bzw. linken Arm nach oben strecken.

3. Gedehnter Taillenwinkel

- Bleiben Sie in der Position wie zuvor.
- Setzen Sie sich entspannt auf die Unterschenkel.
- Die Wirbelsäule ist aufgerichtet.
- Einatmen, den rechten Arm gerade nach oben strecken und das Becken vom Boden abheben.
- Beim Ausatmen das Powerhouse aktivieren und rechts neben die Beine setzen.
- Dabei den rechten Arm im weiten Bogen über den Kopf führen und zur linken Seite dehnen.
- Den linken Unterarm neben dem Körper aufstützen.
- Das Gewicht auf diesen Arm verlagern.
- 10 Atemzüge lang die Position halten.
- In die gedehnte Körperseite hineinatmen.
- Beim Einatmen wieder hochkommen, den Arm zurückkreisen, das Becken vom Boden abheben und jetzt links neben die Beine setzen.
- Dabei den linken Arm im weiten Bogen über den Kopf führen und zur rechten Seite dehnen.
- Den rechten Unterarm neben dem Körper aufstützen.
- Das Gewicht auf den Arm verlagern.
- Wieder 10-mal durchatmen.
- Dabei in die gedehnte Körperseite hineinatmen.
- Dann die Position lösen.
- Entspannt mit gestreckten Beinen hinsetzen.

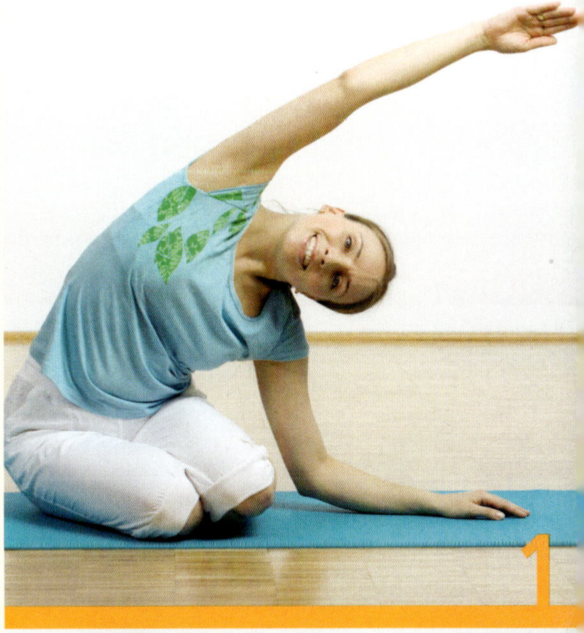
1

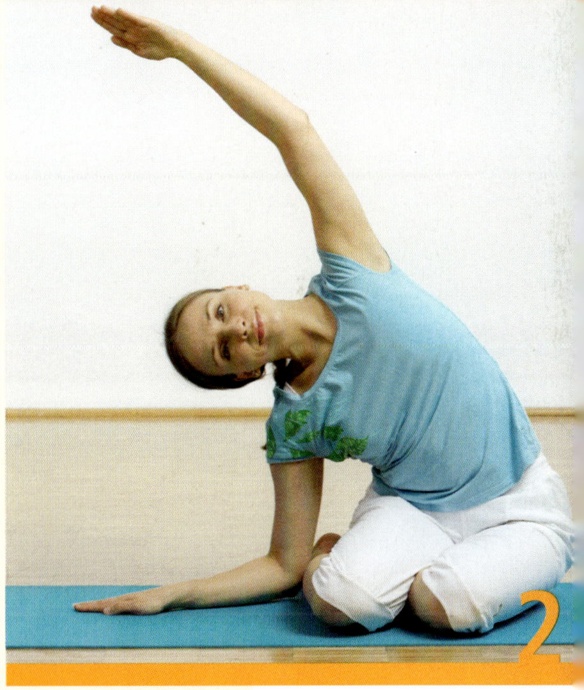
2

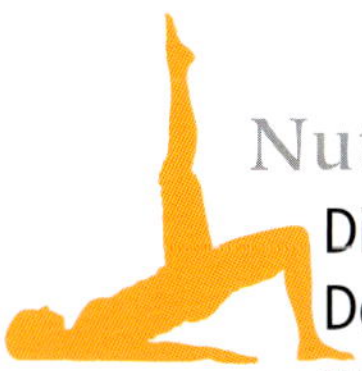

Nutzen für Körper und Geist

Die Übung dehnt intensiv die Körperseiten und verbessert die tiefe Atmung. Der Körper wird mit Sauerstoff versorgt, und das Koordinationsvermögen wird optimiert.

TIPP: Die beiden letzten Übungen eignen sich nicht bei Knieproblemen. Achten Sie darauf, den Nacken gerade zu halten und den Kopf nicht einzuziehen.

4. Pokräftigung

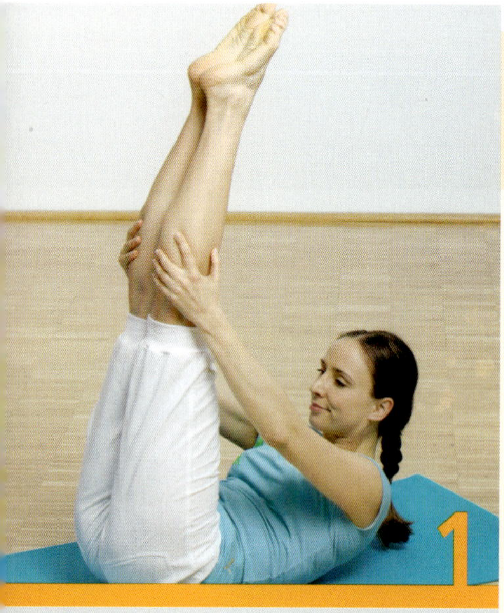

- Nehmen Sie die neutrale Position ein.
- Das Powerhouse aktivieren.
- Strecken Sie die Beine gerade hoch.
- Legen Sie die Hände unter die Kniekehlen.
- Kopf und Rumpf anheben.

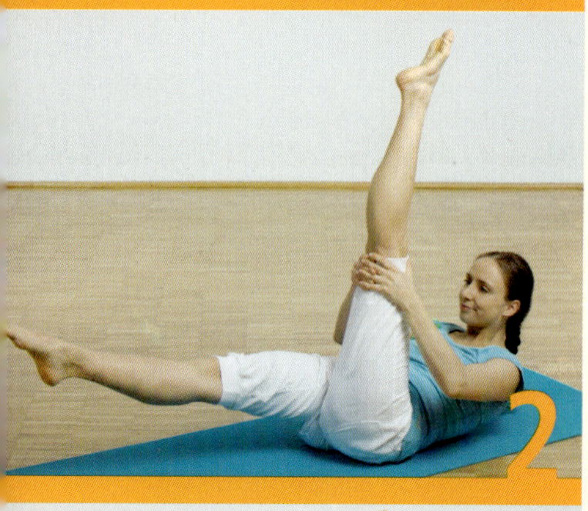

- Dann das rechte Bein gestreckt nach unten sinken lassen.
- Beide Hände greifen zeitgleich unter das linke Bein und ziehen es etwas weiter an den Oberkörper heran.

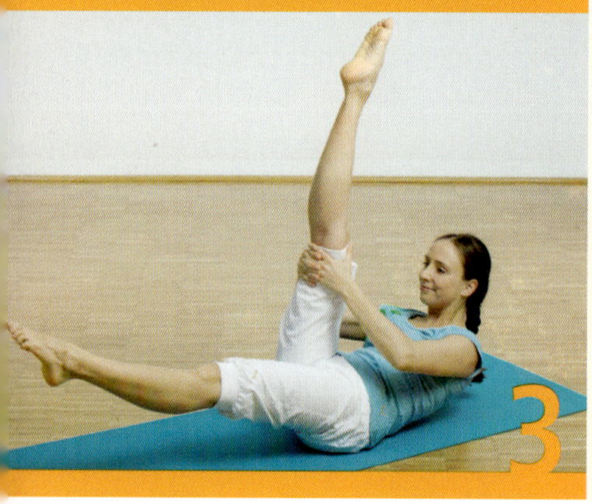

- Beim Einatmen das rechte Bein wieder gestreckt hochziehen, das linke Bein im Bewegungsfluss Richtung Boden absenken.
- Im Wechsel 3- (E), 5- (G) oder 10-mal (F) hintereinander jeweils ein Bein heben, das andere sinken lassen.
- Dabei gut durchatmen und die Nackenmuskulatur locker lassen.
- Zuletzt beide Beine wieder anwinkeln und zum Sitzen kommen.
- Tief durchatmen und kurz entspannen.

5. Starke Mitte

- Nehmen Sie die neutrale Position im Liegen ein.
- Die Beine aufstellen.
- Das Powerhouse aktivieren.
- Die Schultern und den Kopf heben, dabei die Brustwirbelsäule rund machen, die Arme parallel zum Boden lang nach vorne ausstrecken.
- Die Lendenwirbelsäule sanft in den Boden schieben.
- Das rechte Bein lang nach vorne oben ausstrecken.
- Die Zehenspitzen ebenfalls strecken.
- Halten Sie die Position 3 (E), 5 (G) oder 10 (F) Atemzüge lang.
- Dann wieder auf den Boden sinken.
- Das gestreckte Bein aufstellen.
- Einmal durchatmen.
- Kopf und Schultern erneut anheben.
- Die Arme parallel zum Boden nach vorne strecken.
- Jetzt das linke Bein nach vorne oben durchstrecken.
- Die Zehenspitzen sind wieder gestreckt.
- Die Position noch einmal einige Atemzüge lang (wie oben) halten.
- Danach die Spannung lösen und auf den Boden sinken.
- Die Bauchdecke entspannen.
- Tief durchatmen.

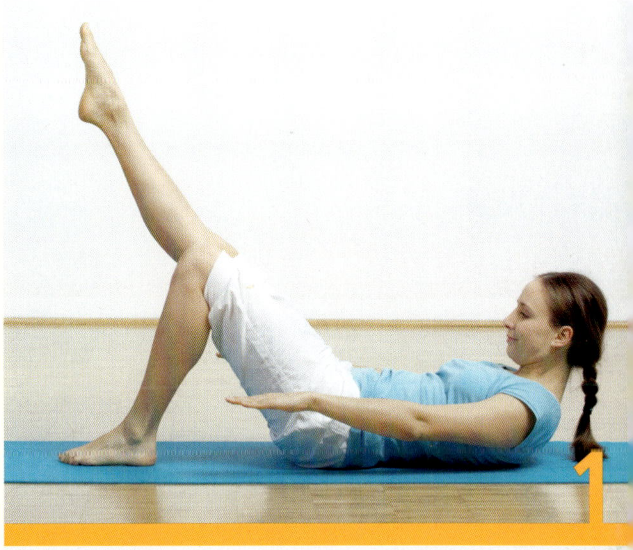

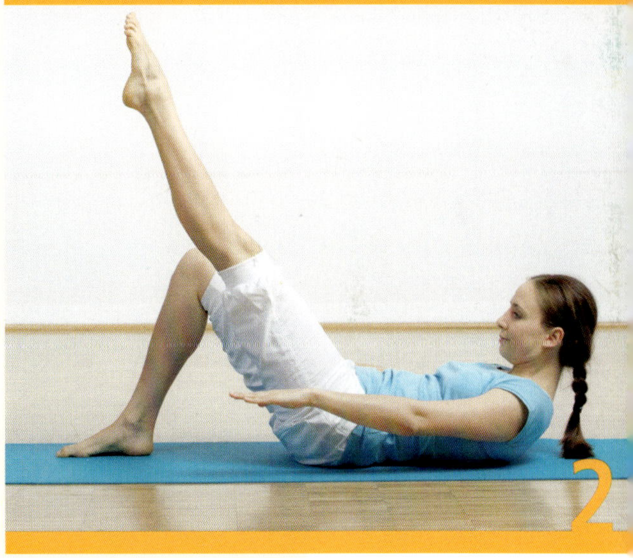

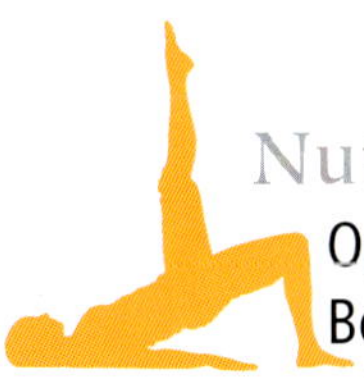

Nutzen für Körper und Geist

Optimale Kräftigung der Bauch- und Beckenmuskulatur. Außerdem werden die Beine trainiert. Bei fester Bauchmuskulatur und genauer Ausführung der Übung wird der Rücken entlastet, die Schultern werden gestärkt.

TIPP: Lassen Sie die Schultern bei der Übung entspannt, ziehen Sie sie nicht hoch. Auch der Kopf sollte nicht eingezogen werden. Der Nacken soll lang bleiben, das Kinn leicht zum Körper hinabgezogen werden.

6. Schulterbrücke

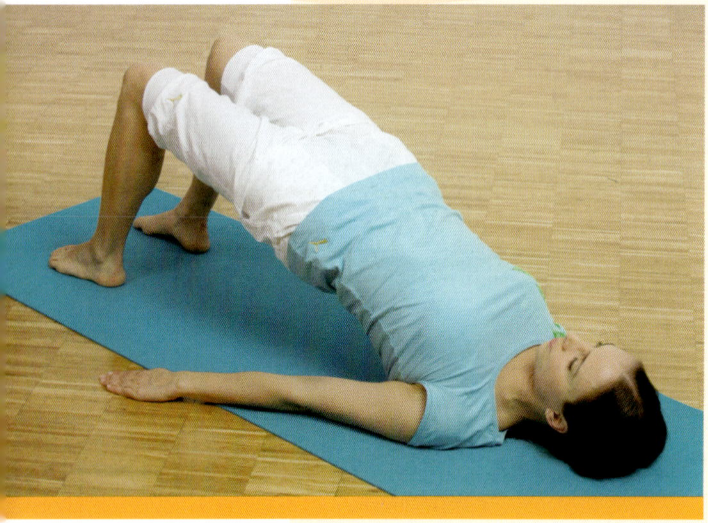

- Die neutrale Position einnehmen.
- Die Beine anwinkeln und auf dem Boden aufstellen.
- Das Powerhouse aktivieren.
- Die Füße dabei fest auf den Boden drücken.
- Die Arme seitlich leicht abgespreizt neben dem Körper auf dem Boden ablegen.
- Die Handflächen weisen nach unten.
- Das Becken sanft, Wirbel für Wirbel, nach oben stemmen, das Gewicht dabei gleichmäßig auf Schultern und Füße verteilen.
- Die Oberschenkelmuskeln sind aktiv.
- Die Position 3 (E), 5 (G) oder 10 (F) Atemzüge lang halten.
- Dann das Becken langsam wieder sinken lassen, bis das Gesäß wieder auf dem Boden liegt.
- Ausstrecken und kurz entspannen.

7. Einarmige Rumpfbeugung

- Die neutrale Position einnehmen.
- Die Beine aufstellen.
- Beim Ausatmen das Powerhouse aktivieren.
- Beim Einatmen Kopf und Schultern heben, die Brustwirbelsäule runden, die Hände in den Nacken legen.
- Dann den rechten Arm lang nach vorne strecken. Die Schultern bleiben gerade.
- Die Position 3 (E), 5 (G) oder 10 Atemzüge (F) lang halten.
- Dann nach unten zurücksinken, Schultern und Kopf auf den Boden legen.
- Beide Hände unter den Nacken legen.
- Tief durchatmen.
- Erneut Schultern und Kopf heben.
- Den linken Arm gerade nach vorne ausstrecken.
- Position halten wie vorher (3, 5, 10 Atemzüge).
- Dann lösen und zum Boden sinken.
- Lang auf dem Boden ausstrecken und kurz entspannen.

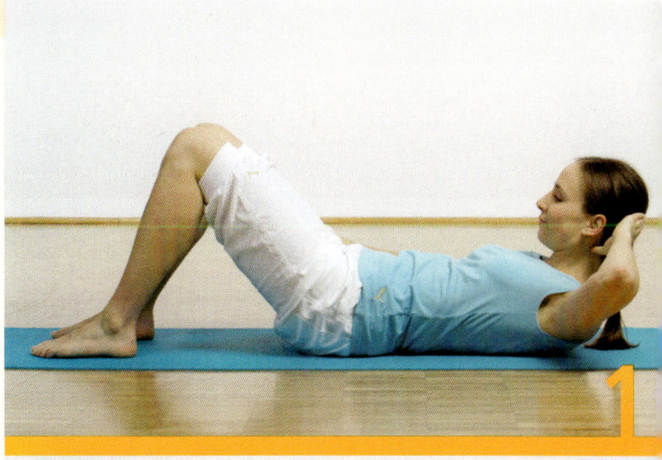

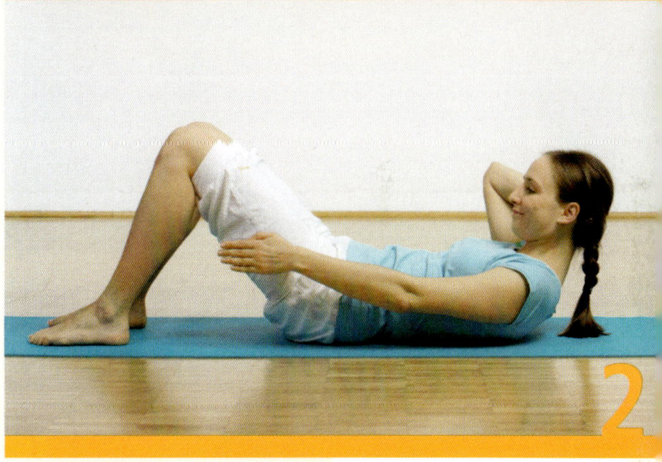

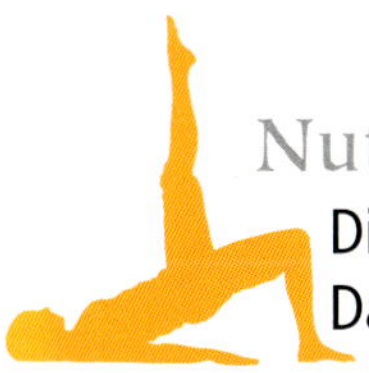

Nutzen für Körper und Geist

Die Übung hilft, das Konzentrations- und Koordinationsvermögen zu steigern. Das Gefühl für die Balance von Anspannung und Entspannung wird geweckt.

TIPP: Falls Sie Probleme haben, während der Übung das Gleichgewicht zu halten, sollten Sie sich noch mehr auf das aktive Powerhouse konzentrieren. Die feste Körpermitte hilft Ihnen, die Balance zu halten. Je genauer Sie die Übung ausführen, desto besser wird Ihr Gefühl für eine ausgewogene Körperbalance!

8. Gestreckte Schulterbrücke

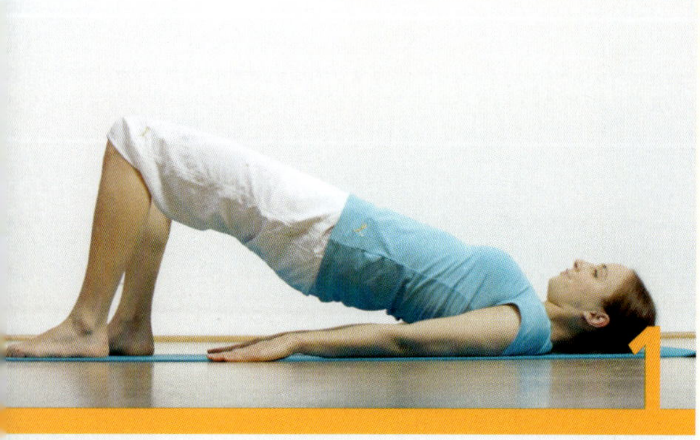

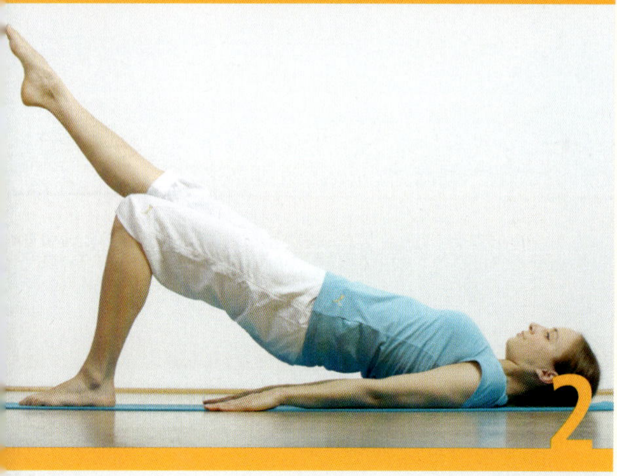

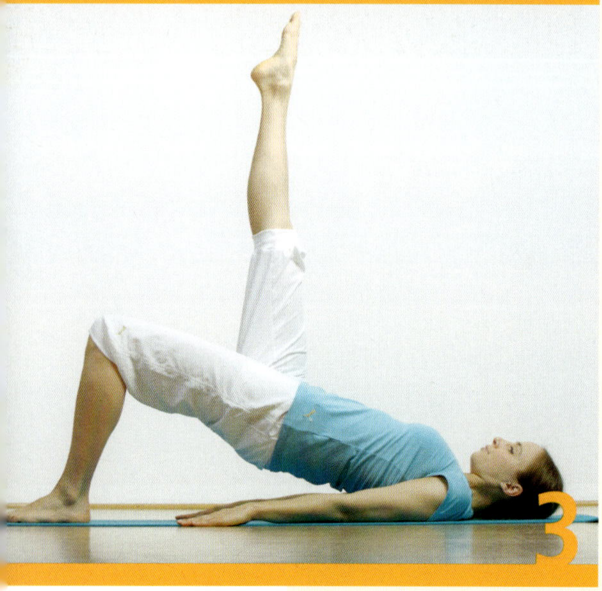

- Wieder die neutrale Position einnehmen.
- Die Beine anwinkeln und auf dem Boden aufstellen.
- Das Powerhouse aktivieren. Die Füße dabei fest auf den Boden drücken.
- Die Arme seitlich leicht abgespreizt neben dem Körper auf dem Boden ablegen. Die Handflächen weisen nach unten.
- Das Becken sanft, Wirbel für Wirbel, nach oben stemmen.
- Das Gewicht dabei gleichmäßig auf Schultern und Füße verteilen.
- Die Oberschenkelmuskeln sind aktiv.
- Nun den rechten Fuß abheben und das rechte Bein nach vorne ausstrecken.
- Das Gewicht auf das linke Bein verlagern.
- Die Position einen Atemzug lang halten.

- Dann beim Einatmen den rechten Fuß gerade nach oben Richtung Decke strecken. Dabei das Becken heben.
- Die Position 1 (E), 3 (G) oder 5 (F) Atemzüge lang halten.
- Beim Ausatmen dann das rechte Bein beugen und den Fuß wieder auf dem Boden aufsetzen.
- Durchatmen.
- Das Powerhouse bleibt aktiv.

- Nun den linken Fuß vom Boden abheben und das Bein lang nach vorne ausstrecken.
- Das Gewicht auf das rechte Bein verlagern.
- Einen Atemzug lang in der Position verweilen.

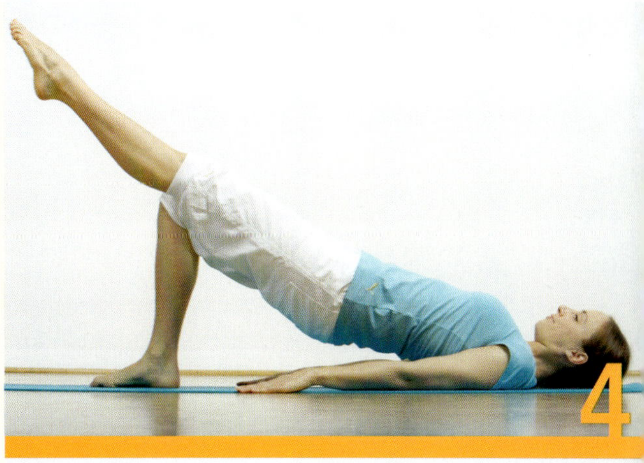

- Einatmen und das linke Bein weit nach oben strecken. Dabei das Becken heben.
- Die Position erneut 1, 3 oder 5 Atemzüge lang halten.
- Ausatmen, das linke Bein beugen, den Fuß wieder auf dem Boden aufsetzen.
- Das Becken langsam wieder sinken lassen, bis das Gesäß auf dem Boden liegt.
- Ausstrecken, lang machen und entspannen.

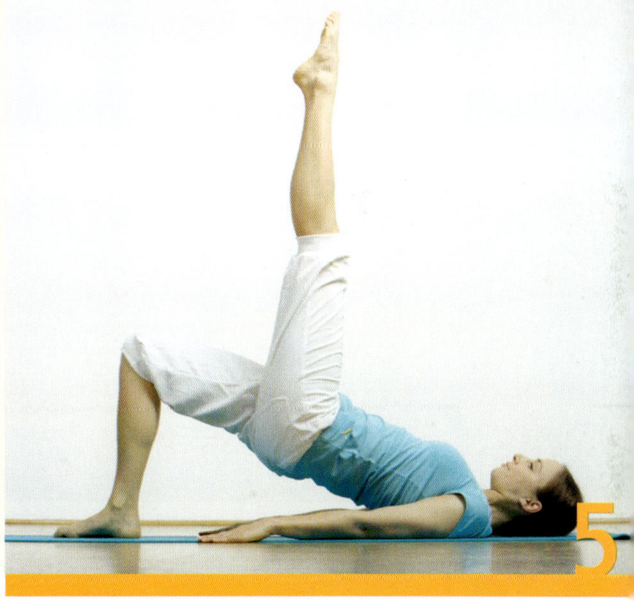

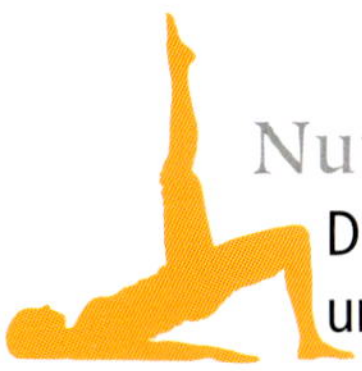

Nutzen für Körper und Geist

Die Übung festigt den Oberkörper, macht die Wirbelsäule mobil und kräftigt die Gesäß- und Oberschenkelmuskulatur.

TIPP: Die Übung ist ziemlich komplex und daher eher für Geübte und Fortgeschrittene geeignet. Falls Sie Probleme mit der genauen Ausführung der Bewegungsabläufe haben, können Sie die Übung als Einsteiger auch überspringen. Achten Sie in jedem Fall auf eine präzise Übungsausführung und halten Sie nicht den Atem an! Das Halten der Balance wird durch ein starkes Powerhouse einfacher.

9. Beinschraube

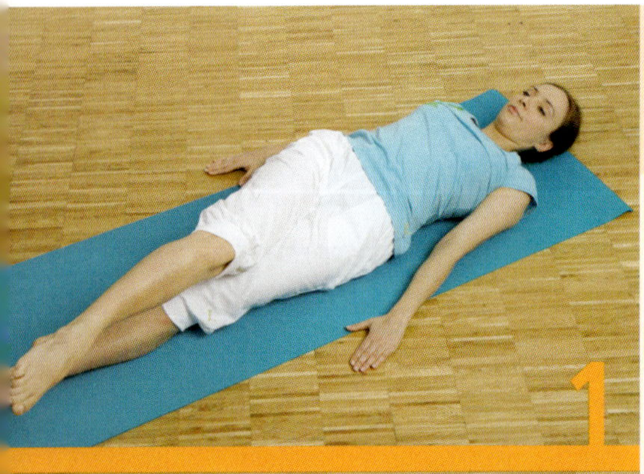

- Legen Sie sich lang ausgestreckt auf den Boden.
- Nehmen Sie die neutrale Position ein.
- Aktivieren Sie dann das Powerhouse.
- Schieben Sie die Wirbelsäule sanft in den Boden.
- Die Hände seitlich leicht abgespreizt neben dem Körper platzieren. Die Handflächen weisen nach unten.

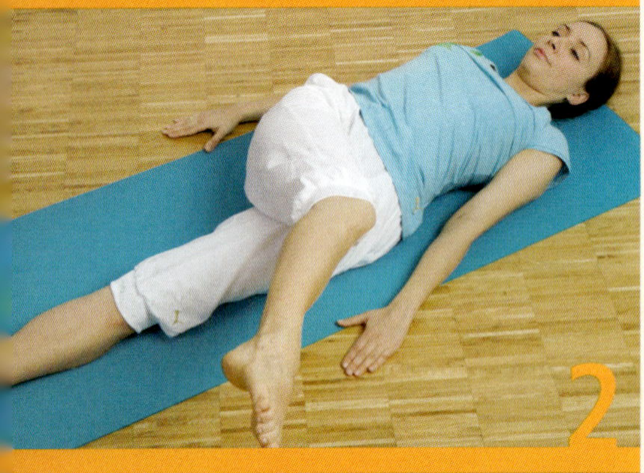

- Heben Sie aus der Hüfte heraus das rechte Bein an und kreisen mit nicht ganz gestrecktem Bein zur linken Seite.
- Das Becken bleibt dabei stabil.

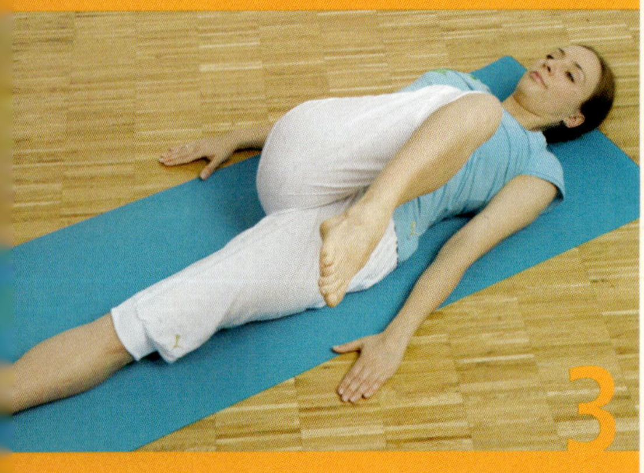

- Das Bein weiter anwinkeln, dabei zur Mitte, nach rechts außen und wieder zurückkreisen.

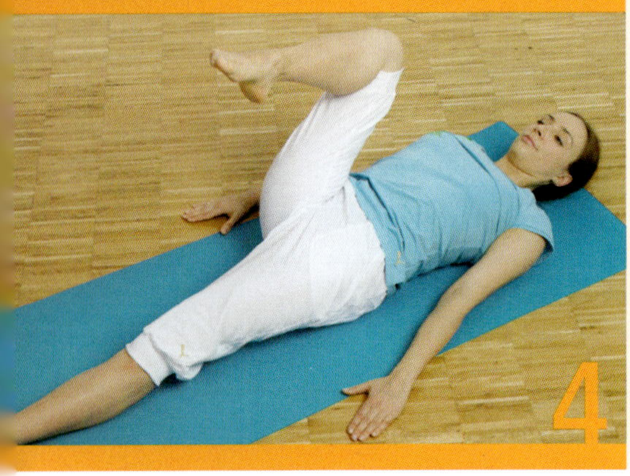

- Die Wirbelsäule bleibt fest auf dem Boden liegen, die Kraft kommt aus der festen Mitte.
- Die Übung 3- (E), 5- (G) oder 10-mal (F) wiederholen.

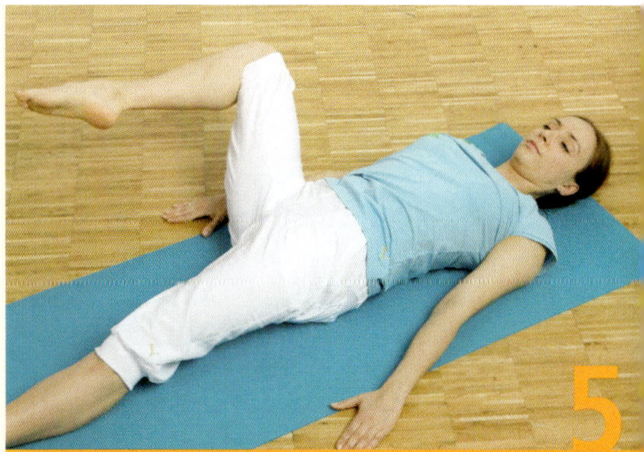

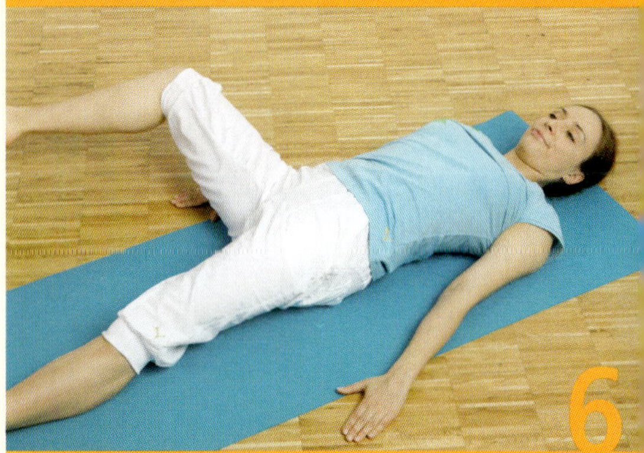

- Danach das Bein auf dem Boden ablegen.
- Kurz entspannen und durchatmen.

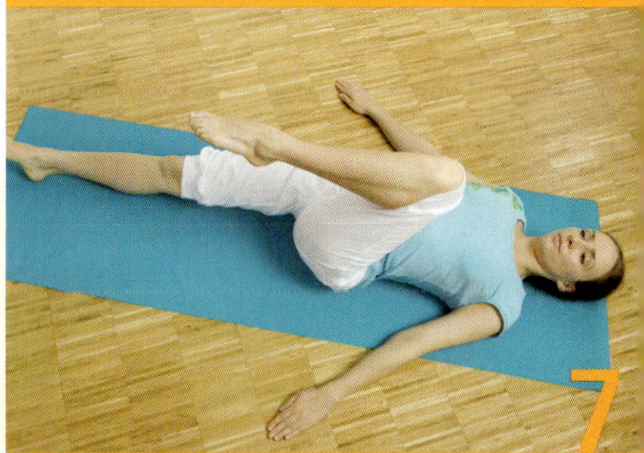

- Heben Sie aus der Hüfte heraus das linke Bein an und kreisen es mit nicht ganz durchgestrecktem Bein zur rechten Seite.
- Das Becken bleibt dabei wieder stabil.

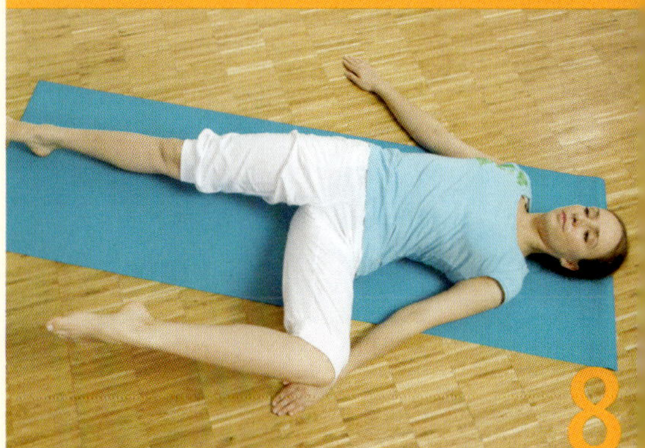

- Das Bein anwinkeln, dabei weiter zur Mitte, nach links außen und wieder zurückkreisen.

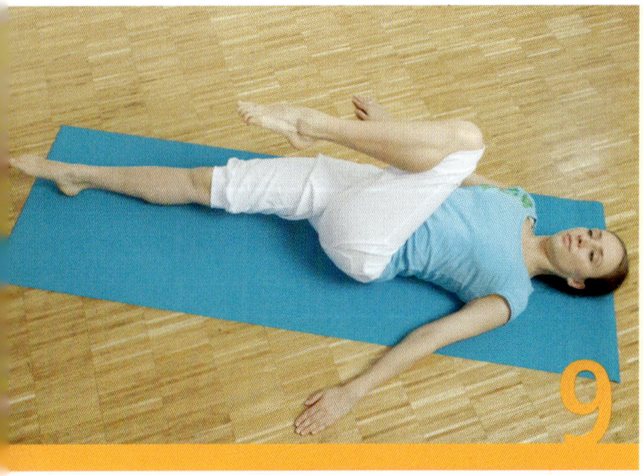

- Die Wirbelsäule bleibt fest auf dem Boden liegen, die Kraft kommt aus dem Powerhouse.
- Die Übung 3- (E), 5- (G) oder 10-mal (F) wiederholen.
- Danach das Bein auf dem Boden ablegen.
- Kurz entspannen und durchatmen.

10. Hüftbeugerwippe

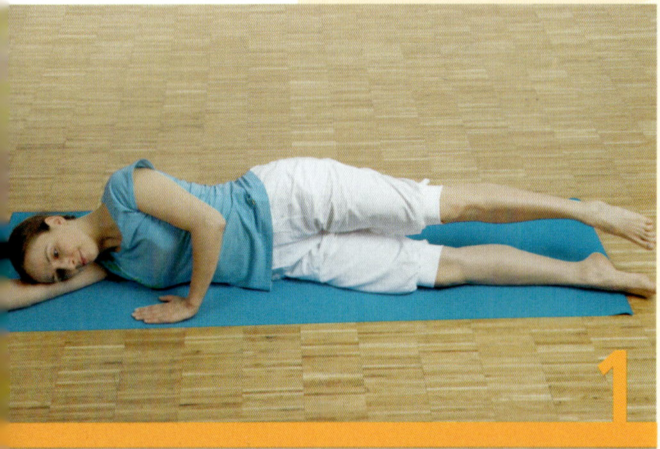

- Legen Sie sich auf die rechte Seite.
- Der untere Arm wird ausgestreckt.
- Der Kopf liegt auf dem Arm.
- Die linke Hand vor dem Oberkörper auf dem Boden aufstützen.
- Die Beine liegen lang gestreckt aufeinander etwas vor dem Körper.
- Dann das Powerhouse aktivieren.

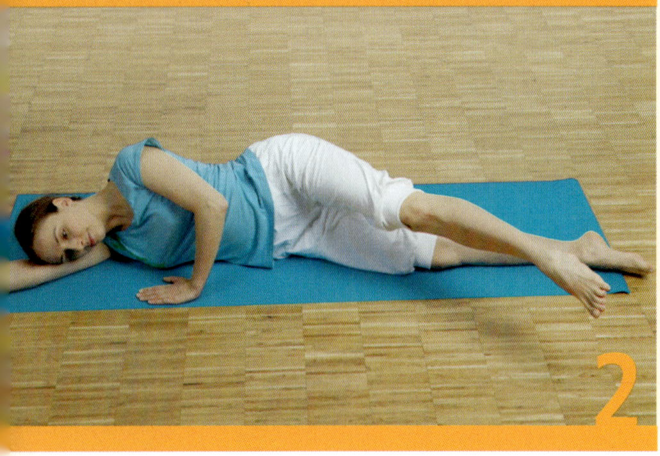

- Das obere Bein ganz durchstrecken, leicht anheben und im 45-Grad-Winkel zuerst nach vorne, dann nach hinten wippen.
- Das Becken bleibt dabei stabil.
- Wiederholen Sie die Übung 10-mal.

- Dann das Bein mittig nach unten sinken lassen und auf das untere Bein legen.
- Jetzt die Seite wechseln und das rechte Bein vor- und zurückwippen.
- Wieder 10-mal wiederholen.
- Im Anschluss das Bein wieder mittig absenken.
- Die Bauchmuskulatur lösen und entspannen.

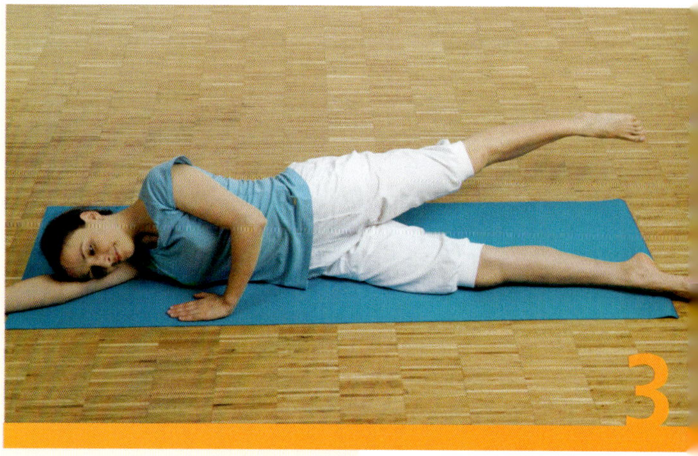

11. Liegende Körperstreckung

- Legen Sie sich wieder auf die rechte Seite.
- Der untere Arm liegt lang auf dem Boden unter dem Kopf.
- Die vordere Hand stützt auf Brusthöhe den Körper ab.
- Die Beine sind lang ausgestreckt und liegen aufeinander.
- Das Powerhouse aktivieren.
- Die Schultern bleiben locker.

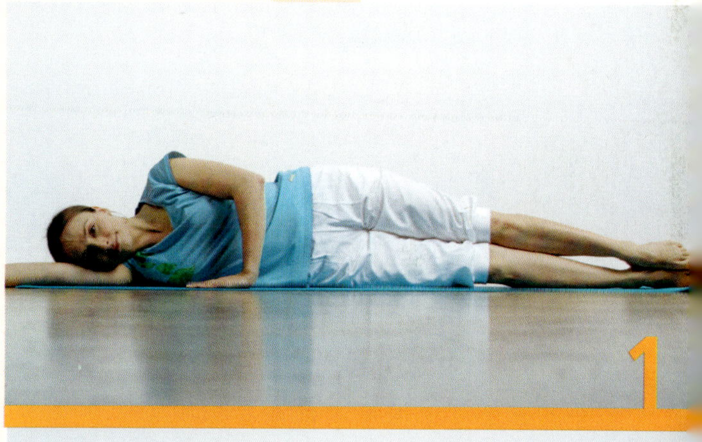

- Zuerst das obere, dann das untere Bein abheben und nah über dem Boden schweben lassen.

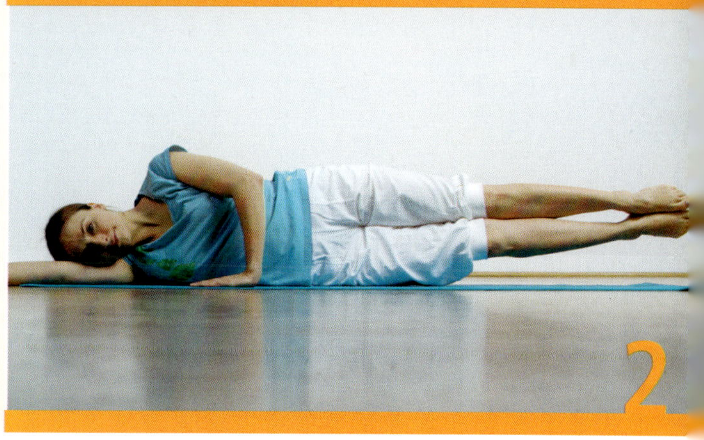

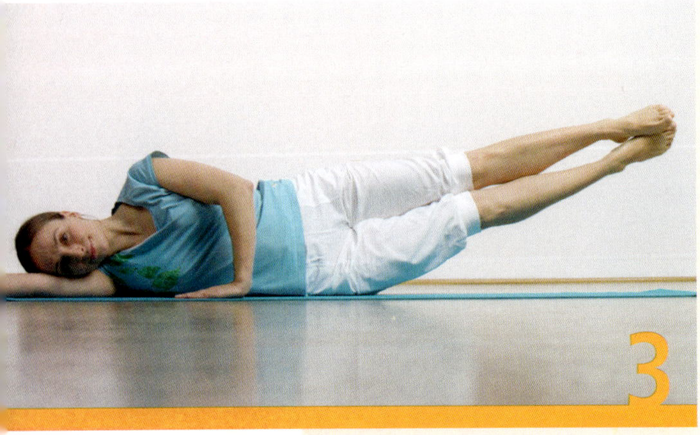

- Halten Sie die Spannung 3 (E), 5 (G) oder 10 (F) Atemzüge lang.
- Dabei intensiv in den Brustkorb atmen.
- Das Becken bleibt stabil.
- Dann beide Beine noch weiter nach oben ziehen.
- Einen Atemzug lang die Spannung halten, dann die Position langsam wieder lösen.
- Die Beine auf dem Boden ablegen.
- Auf den Rücken drehen und kurz entspannen.

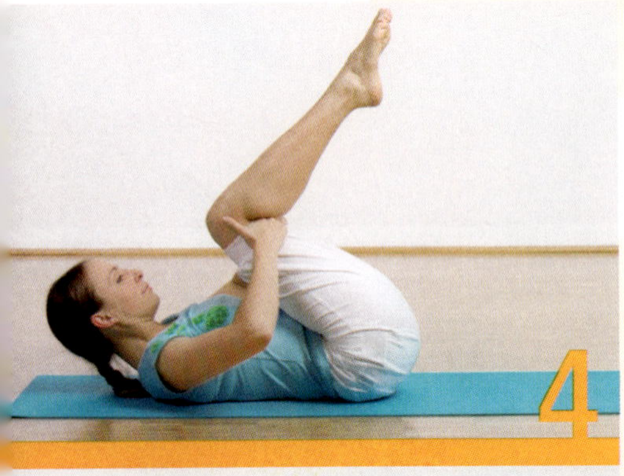

- Ziehen Sie dann die Beine zum Körper.

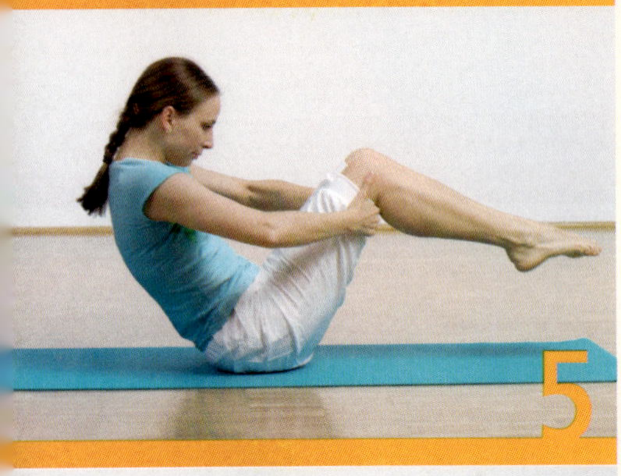

- Rollen Sie nach oben zum Sitzen.

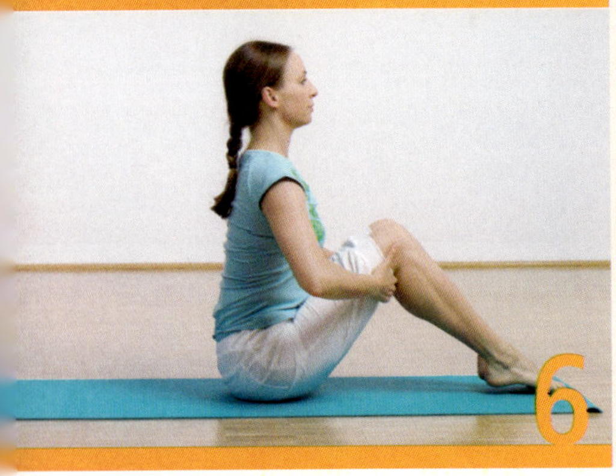

Nutzen für Körper und Geist

Die Übung stabilisiert die Körpermitte und stärkt den gesamten Körper. Sie bauen Körperspannung auf und lernen, das Gleichgewicht zu halten. Außerdem werden die Beinmuskeln gestrafft und geformt.

TIPP: Achten Sie darauf, dass Schultern und Becken eine Linie bilden. Geben Sie zur Kontrolle der Balance gegebenenfalls Gewicht auf die vordere Hand, ohne jedoch die stabile Mitte zu verlassen.

12. Vierfüßlerstand

- Nehmen Sie jetzt den Vierfüßlerstand ein.
- Die Hände dazu vor dem Körper schulterbreit aufstützen.
- Die Unterschenkel liegen auf dem Boden, sodass zwischen Unter- und Oberschenkeln ein rechter Winkel entsteht.
- Einatmen und den Kopf leicht in den Nacken legen.
- Lassen Sie die Wirbelsäule dabei nach unten sinken, sodass ein kleines Hohlkreuz entsteht.
- Schieben Sie das Gesäß etwas nach oben.
- Halten Sie die Schultern gerade.
- Ausatmen. Das Powerhouse aktivieren.
- Die Wirbelsäule langsam strecken und Wirbel für Wirbel runden.
- Machen Sie einen Katzenbuckel.
- Dehnen Sie sich in den Buckel hinein.
- Den Kopf hängen lassen.

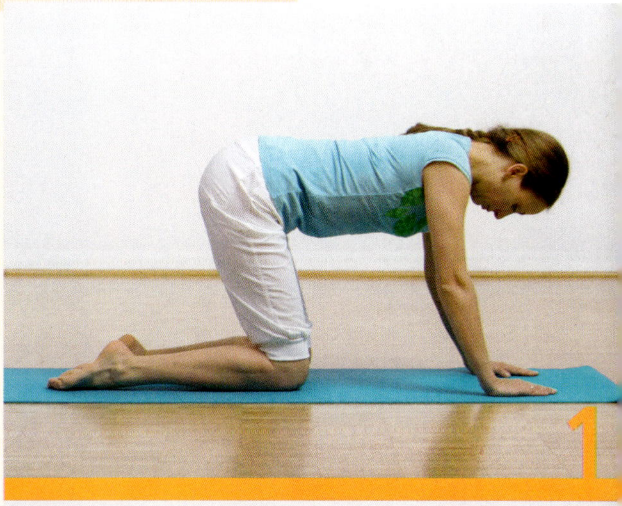

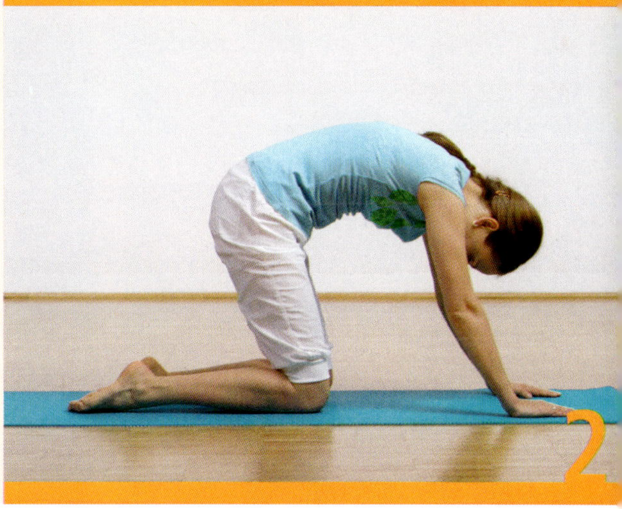

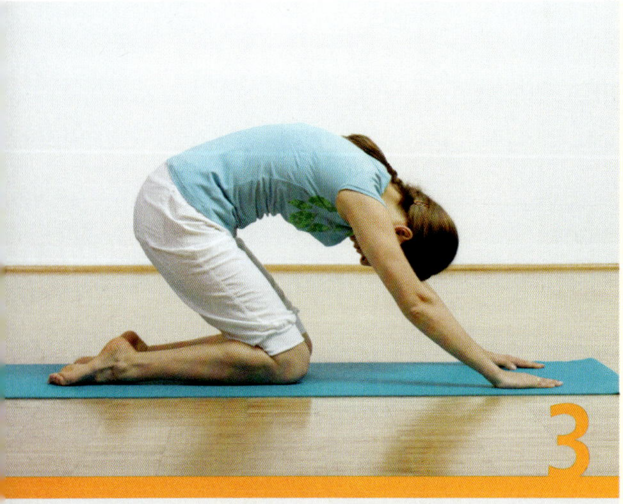

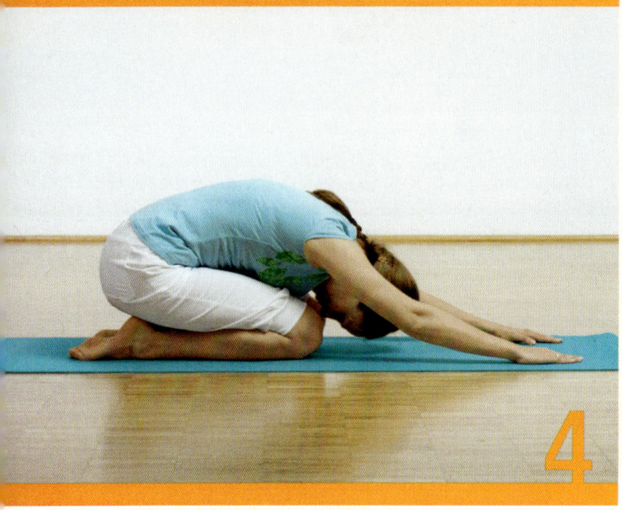

- Setzen Sie sich weit nach hinten auf die Fersen, strecken Sie die Hände über den Kopf nach vorne aus.
- 10 Atemzüge lang in der Haltung verweilen.
- Dann beim Einatmen wieder in den Vierfüßlerstand hochkommen.
- Die Übung insgesamt 3-mal wiederholen.
- Atmen Sie tief ein und aus.

Nutzen für Körper und Geist

Der Vierfüßlerstand ist eine ausgezeichnete Übung zur Entlastung der Wirbelsäule und der Bandscheiben. Sie kann auch zwischendurch, unabhängig vom Pilates-Trainingsprogramm, durchgeführt werden, um den Rücken schnell und effektiv zu entspannen.

TIPP: Es ist ratsam, die Position langsam auszuführen. Genießen Sie die Entspannung und Dehnung der Wirbelsäule! Die Bauchmuskulatur wird entlastet, das Gewicht des Körpers wird an den Boden abgegeben.

13. Vierfüßlerstütz

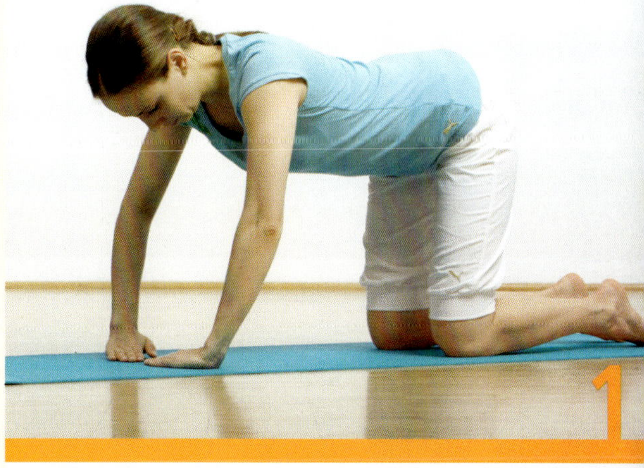

- Bleiben Sie im Vierfüßlerstand.
- Die Fingerspitzen weisen zueinander.
- Die Ellbogen zeigen nach außen.
- Ausatmen, das Powerhouse aktivieren.
- Strecken Sie die Wirbelsäule, der Nacken bleibt dabei lang.
- Die Schultern weit lassen und nicht zu den Ohren hochziehen!

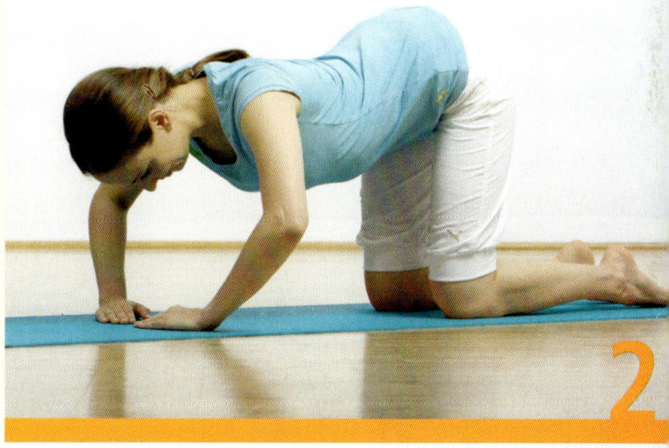

- Langsam den Oberkörper Richtung Boden absenken.
- Das Powerhouse bleibt aktiv.
- Beim Einatmen langsam wieder hochkommen.
- Die Schultern bleiben weit.
- Wiederholen Sie die Übung 3- (E), 5- (G) oder 10-mal (F).

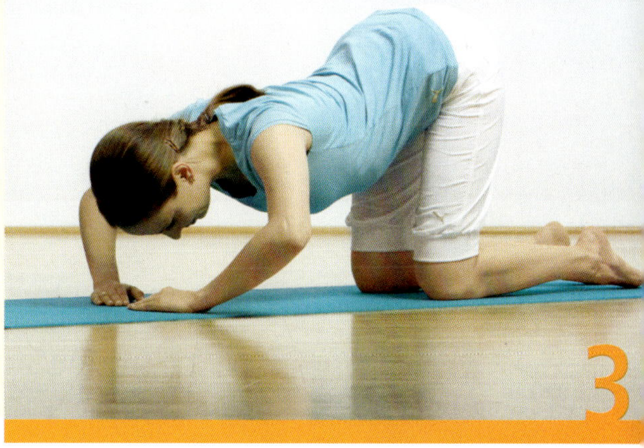

14. Ruhepose

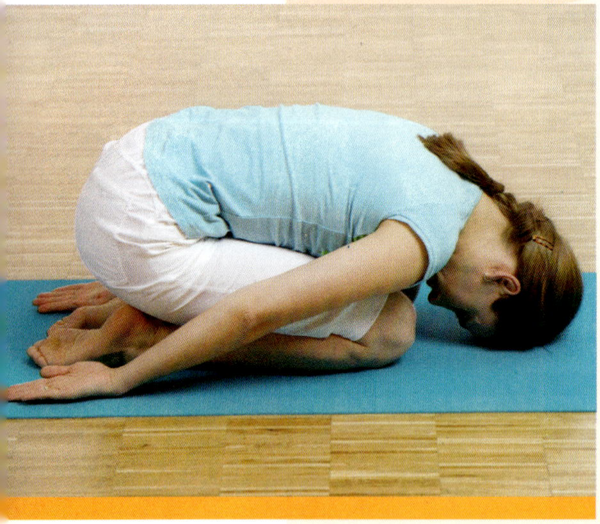

- Nehmen Sie die Ruhepose ein.
- Dazu in den Vierfüßlerstand gehen.
- Die Hände sind schulterbreit aufgestellt.
- Die Handspitzen weisen nach vorne.
- Einatmen, die Wirbelsäule nach unten sinken lassen.
- Schieben Sie das Gesäß nach hinten oben.
- Ausatmen. Das Powerhouse aktivieren.
- Die Wirbelsäule langsam strecken und Wirbel für Wirbel runden.
- Setzen Sie sich nach hinten auf die Fersen.
- Legen Sie die Hände dicht an den Körper.
- Die Handflächen weisen nach oben.
- Die Stirn liegt auf dem Boden.
- 10 Atemzüge lang in der Haltung verweilen.
- Beim Einatmen langsam wieder in den Vierfüßlerstand hochkommen.
- Zuletzt auf die Fersen setzen, den Oberkörper aufrichten und entspannen.

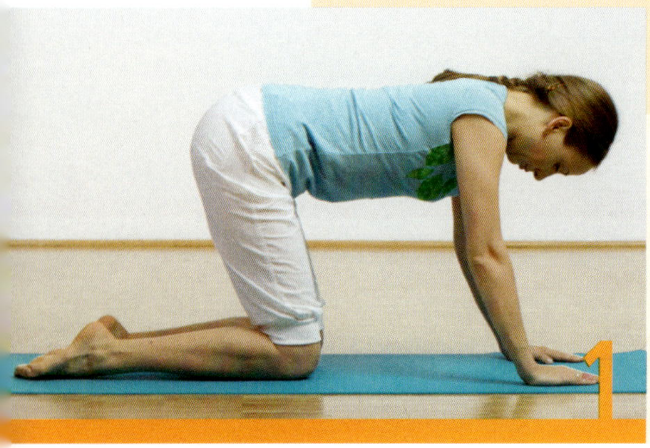

15. Rückenspirale

- Nehmen Sie den Vierfüßlerstand ein.
- Die Unterschenkel hüftbreit aufstellen.
- Die Hände sind vor dem Körper positioniert.
- Ausatmen und das Powerhouse aktivieren.
- Das Gewicht auf den rechten Arm verlagern.

- Die linke Hand bodennah unter dem Körper entlang weit nach rechts strecken.
- Die Schultern bleiben dabei weit.
- Die Handfläche weist nach oben.
- Den rechten Arm leicht beugen.
- Schulter und Kopf gehen mit der Bewegung mit.
- Der Nacken bleibt lang gestreckt.
- Das Becken entgegen der Zugrichtung leicht nach links schieben.
- 3 Atemzüge lang die Position halten.
- Dann einatmen, die Hand zurückziehen und im großen Bogen weit nach hinten oben ziehen.
- Wieder 3 Atemzüge nehmen und die Position halten.
- Ausatmen, zurück zur Ausgangsposition kommen.
- Die Übung 3- (E), 5- (G) oder 10-mal (F) wiederholen.
- Dann die Seite wechseln.
- Beide Hände vor dem Körper positionieren.
- Das Gewicht auf den linken Arm verlagern, die rechte Hand unter dem Körper entlang nach links strecken.
- Den linken Arm beugen, das Becken leicht nach rechts gegen die Zugrichtung schieben.
- Die Position wieder 3 Atemzüge lang halten.
- Dann den Arm wieder weit nach hinten oben zurückziehen.
- Die Brustregion wird gedehnt.
- 3 Atemzüge die Position halten.
- Zurück zur Mitte kommen.
- Die Übung 3- (E), 5- (G) oder 10-mal (F) wiederholen.
- Dann wieder zur Mitte kommen.
- Auf die Fersen setzen, den Körper aufrichten und entspannen.

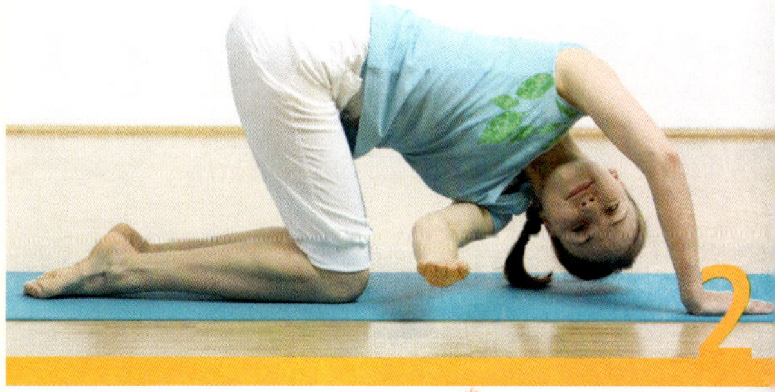

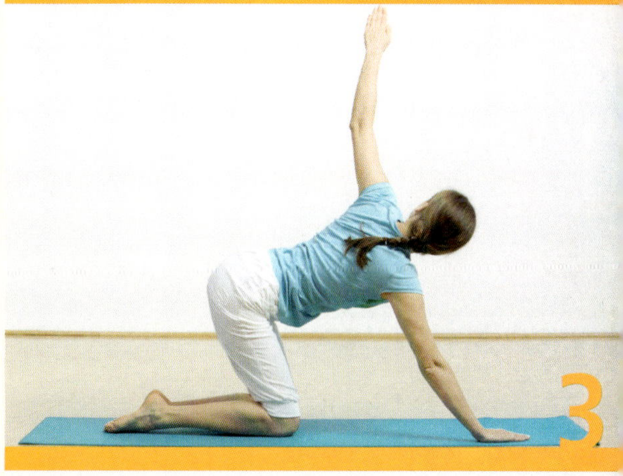

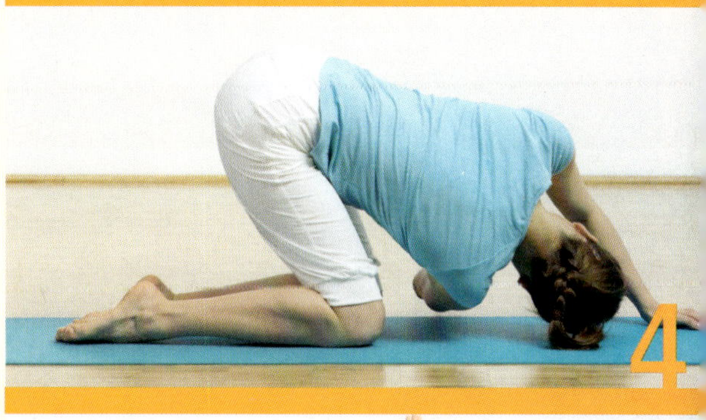

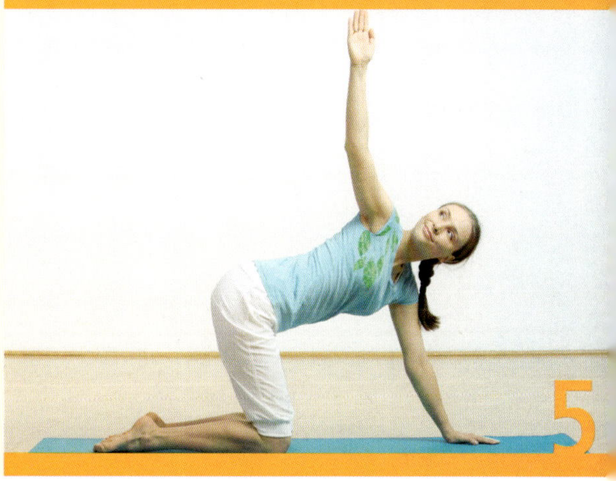

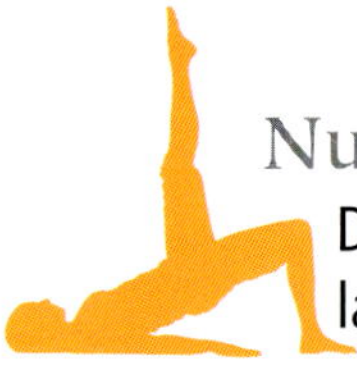

Nutzen für Körper und Geist

Die Wirbelsäule wird optimal spiralförmig gedreht und gedehnt. Die Übung entlastet und entspannt den Rücken. Außerdem weitet sich die Brustregion. Der Atem strömt ungehindert durch die Lungen und versorgt diese gut mit Sauerstoff.

TIPP: Achten Sie darauf, die Schultern nicht zusammenzuziehen, sondern weit zu lassen. Genießen Sie die Dehnung! Halten Sie das Becken stabil, kippen Sie es nicht in Zugrichtung.

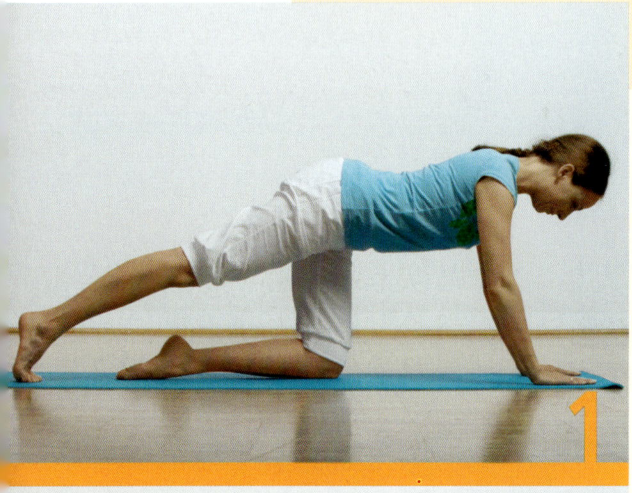

1

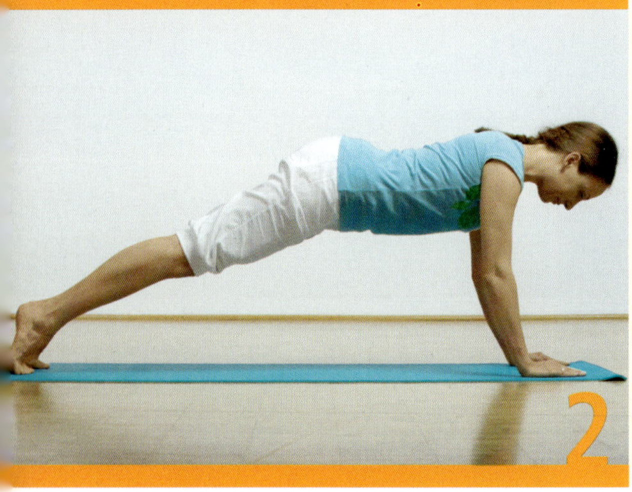

2

16. Liegestütz

- Begeben Sie sich in den Vierfüßlerstand.
- Die Hände vor dem Körper schulterbreit aufstützen.
- Die Unterschenkel liegen hüftbreit auf dem Boden.
- Die Wirbelsäule strecken.
- Beim Ausatmen das Powerhouse aktivieren.
- Den rechten Fuß weit nach hinten zurückstrecken und auf die Zehenspitzen stellen.

- Den linken Fuß nachziehen und ebenfalls auf die Zehenspitzen stellen.
- Die Liegestützposition einnehmen.
- Halten Sie die Position 3 (E), 5 (G) oder 10 (F) Atemzüge lang.

- Beim Einatmen den rechten Fuß zurück nach vorne ziehen und den Unterschenkel wieder auf der Unterlage ablegen.

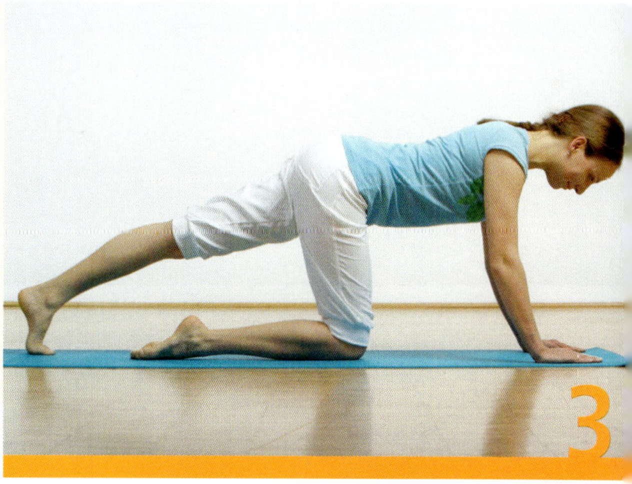

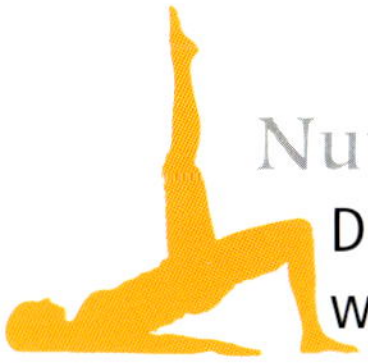

Nutzen für Körper und Geist

Die Übung trainiert optimal Powerhouse und Wirbelsäule. Die Arme und Beine werden gekräftigt und die Schulterregion gestärkt.

TIPP: Lassen Sie beim Liegestütz die Wirbelsäule nicht durchhängen, sondern halten Sie stets den Rücken gerade. Sonst können Rückenschmerzen auftreten.

17. Gehobene Brücke

- Gehen Sie aus dem Vierfüßlerstand in den Liegestütz.
- Die Beine nach hinten strecken, die Füße auf die Zehenspitzen stellen.
- Die Hände sind schulterbreit auf Augenhöhe positioniert.
- Ausatmen, aktives Powerhouse.
- In den Liegestütz gehen.
- Auf den Händen abstützen.

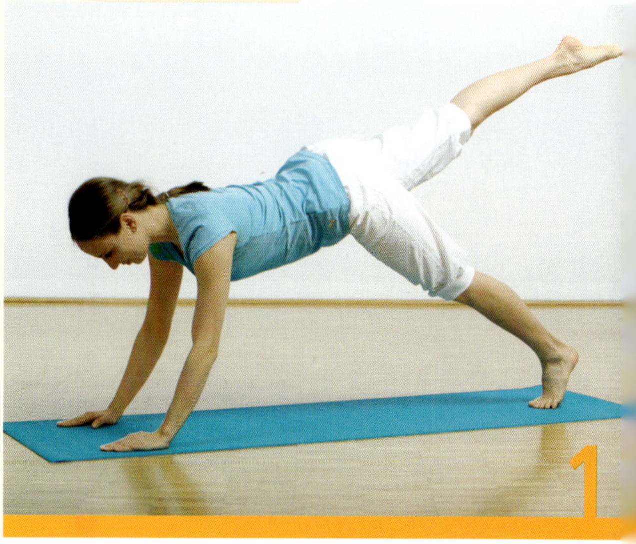

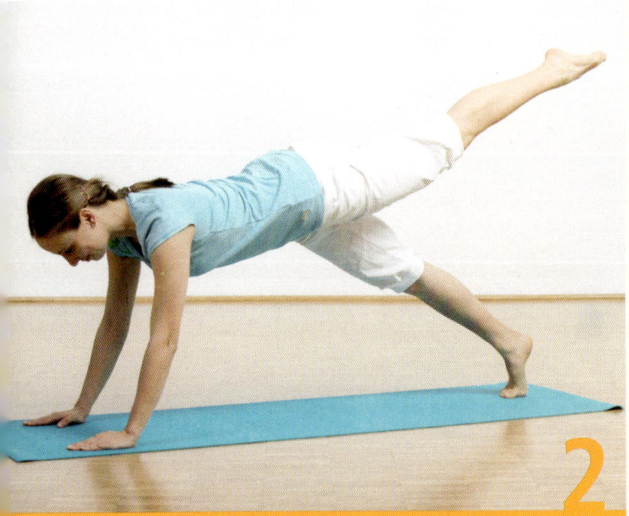

2

- Das Gewicht gleichmäßig auf Zehen und Handflächen verteilen.
- Die Wirbelsäule strecken.
- Die Schultern nicht zusammenziehen!
- Beim Einatmen das rechte Bein nach oben ziehen.
- Die Position einen Atemzug lang halten, dann das Bein wieder absenken.
- Jetzt das linke Bein nach oben ziehen.
- Die Position wieder einen Atemzug lang halten.
- Das Bein wieder absetzen.
- Die Übung pro Seite 3-mal wiederholen.
- Dann zurück in den Vierfüßlerstand kommen.
- Auf die Fersen setzen, aufrichten und entspannen.

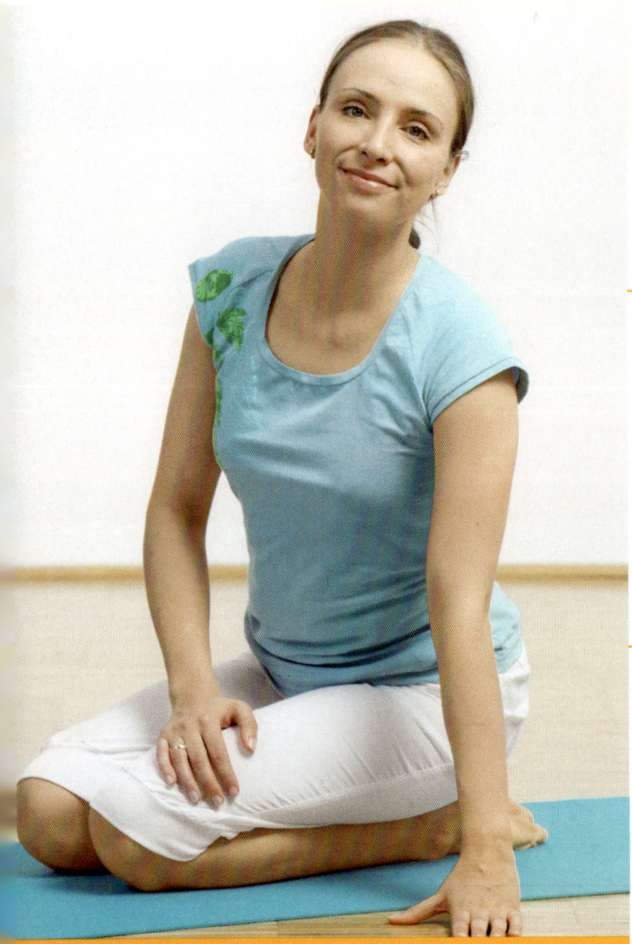

TIPP: Achten Sie darauf, den Po bei der Übung nicht hochzuschieben. Die Schultern bleiben weit. Die Wirbelsäule bleibt gestreckt, um Rückenprobleme zu vermeiden. Fällt Ihnen dies schwer, sollten Sie zunächst wieder in den Vierfüßlerstand kommen und kurz durchatmen.

18. Oberkörperstreckung

- Begeben Sie sich in die Bauchlage.
- Die Arme anwinkeln, die Hände in Kopfhöhe auf den Boden legen.
- Die Beine lang ausstrecken.
- Ausatmen, das Powerhouse aktivieren.
- Den Nacken strecken, die Stirn weist zum Boden oder liegt auf.

- Einatmen, den Oberkörper heben, dabei auf die Unterarme und Hände stützen.

- Im Wechsel zuerst das rechte, dann das linke gestreckte Bein heben und senken.
- Das Becken bleibt stabil und am Boden.
- 10 Wiederholungen pro Seite.

- Dann die Beine wieder ablegen und den Oberkörper langsam zum Boden absenken.
- Die Stirn ruht auf dem Boden.
- Entspannen Sie die Bauchmuskulatur.

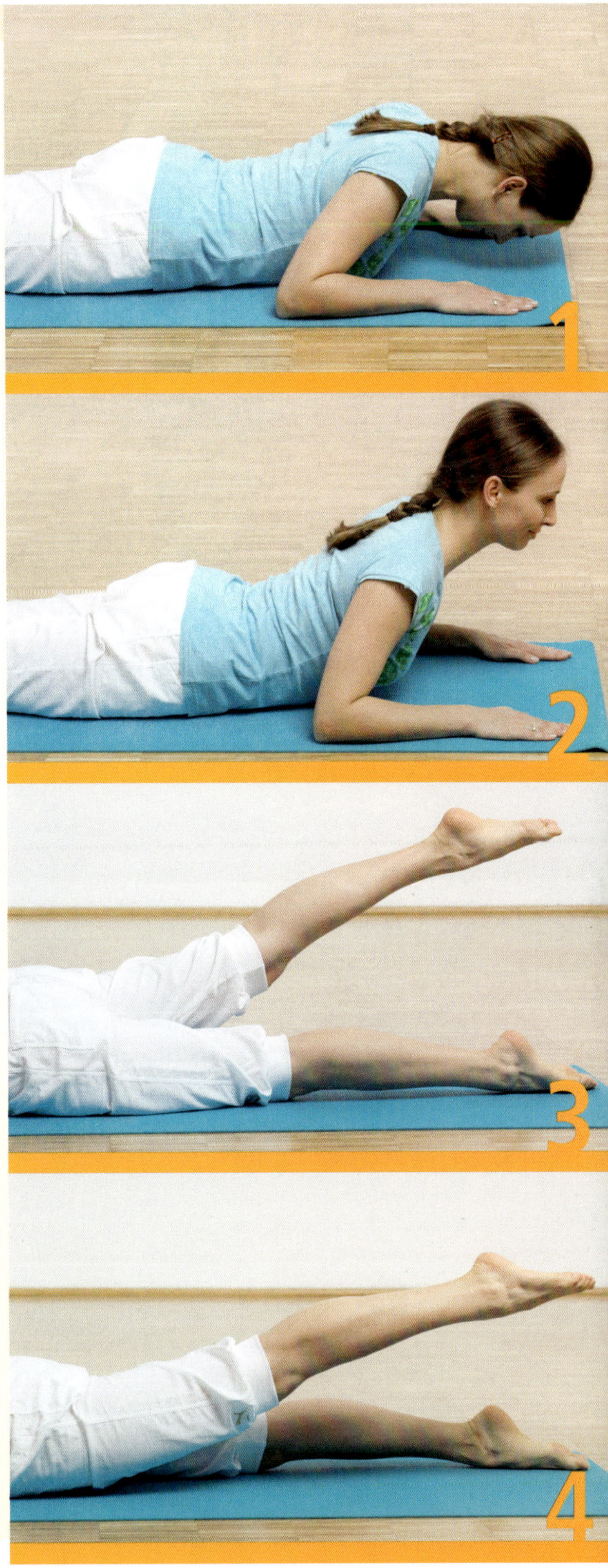

Nutzen für Körper und Geist

Die Übung dehnt die Körpervorderseite, öffnet den Brustkorb und kräftigt die Wirbelsäule. Die Schulterregion wird gestärkt. Die Oberschenkelmuskulatur wird optimal gedehnt.

TIPP: Achtung! Die Schultern nicht hochziehen und die Pomuskulatur nicht anspannen. Bei Rückenschmerzen die Übung einfach auslassen. Nehmen Sie wahr, wo genau die Übung wirkt.

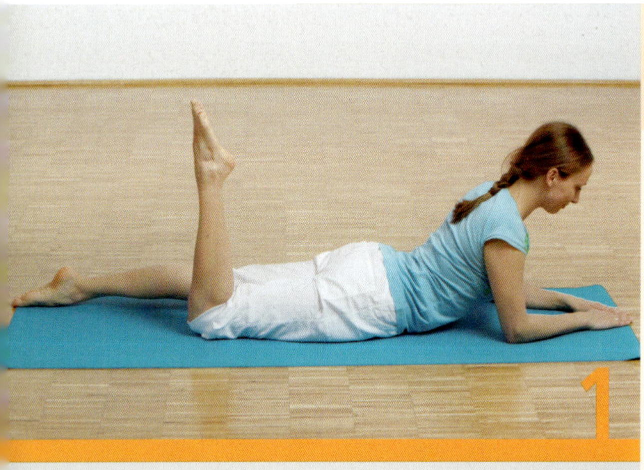

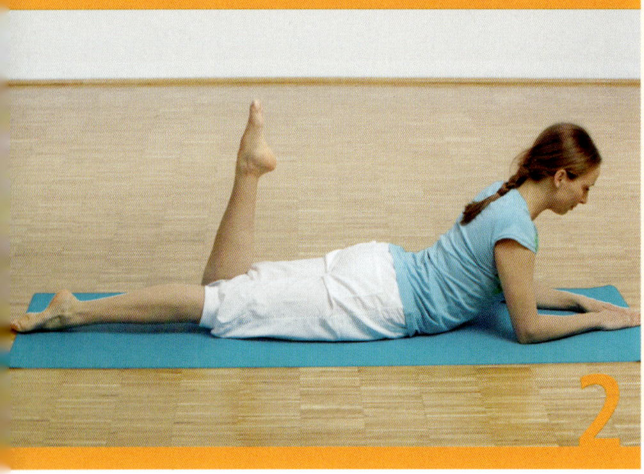

19. Fersenkick

- Nehmen Sie die Bauchlage wie zuvor ein.
- Stützen Sie die Unterarme schulterbreit auf, die Hände liegen auf dem Boden nahe beieinander.
- Ausatmen und das Powerhouse aktivieren.
- Die Beine lang ausstrecken.
- Die Wirbelsäule und den Nacken lang strecken.
- Einatmen, Gewicht auf die Ellbogen geben.
- Nun zuerst den rechten, dann den linken Fuß Richtung Po ziehen.
- Die Übung 10-mal pro Seite wiederholen.
- Dabei gleichmäßig durchatmen.
- Die Beine zuletzt wieder zum Boden absenken.
- Kurz entspannen.

20. Brustdehnung

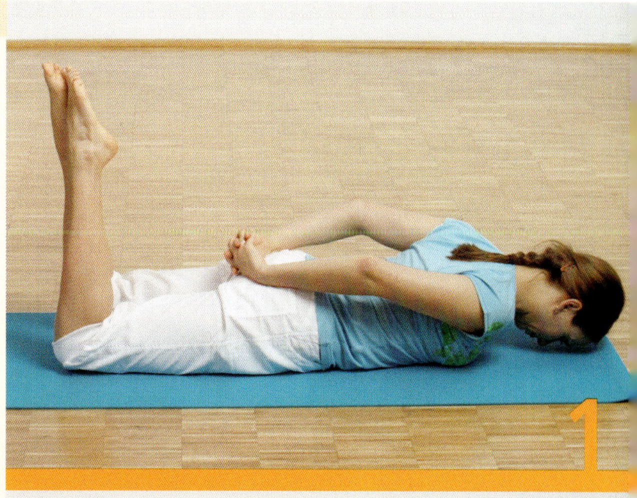

- Bauchlage einnehmen.
- Das Powerhouse beim Ausatmen aktivieren.
- Die Hände hinter dem Rücken auf dem Gesäß zusammenlegen.
- Beide Beine rechtwinklig beugen.
- Einatmen, die Füße aus der Hüfte heraus nach unten schieben.

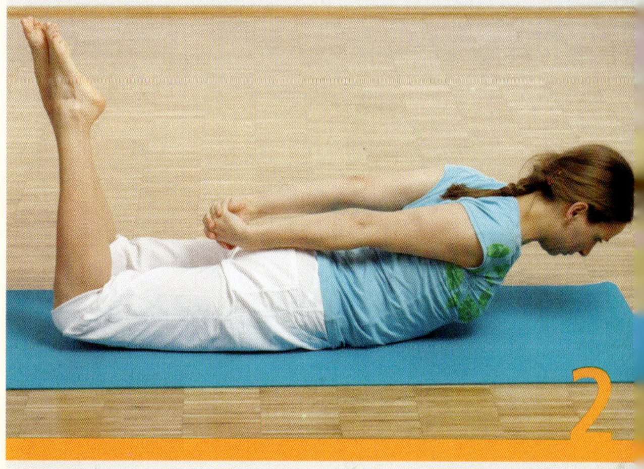

- Arme und Beine strecken und den Oberkörper bis zu den unteren Rippenbögen vom Boden abheben lassen.
- Die Spannung 3 (E), 5 (G) oder 10 Atemzüge (F) lang halten.
- Dann die Position lösen und die Stirn auf dem Boden ablegen.
- Kurz entspannen.

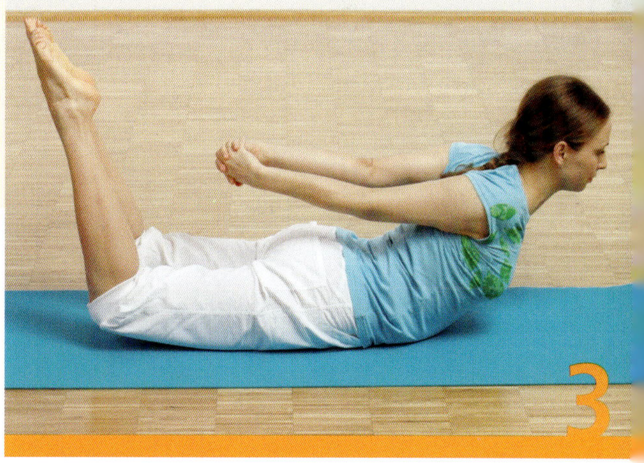

Nutzen für Körper und Geist

Ganzkörpertraining pur! Rücken-, Gesäß- und Beinkräftigung sowie intensive Dehnung der Brustmuskulatur.

TIPP: Vorsicht: Die Übung nicht bei Rückenschmerzen oder -beschwerden ausführen. Die Lendenwirbelsäule kann belastet werden, daher empfiehlt es sich nicht, einen Kraftakt zu vollziehen und die Signale des Körpers zu missachten, falls Schmerzen auftreten. In diesem Fall sollte die Übung übersprungen werden.

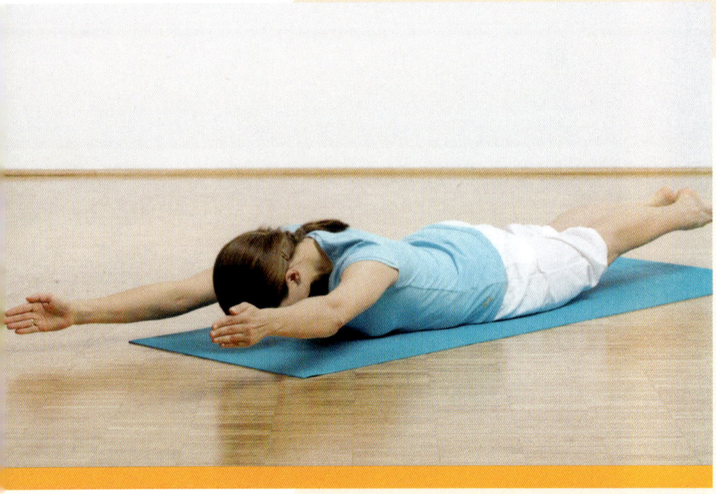

21. Intensive Liegestreckung

- Nehmen Sie die Bauchlage ein.
- Ausatmen. Aktivieren Sie Ihr Powerhouse.
- Arme und Beine lang ausstrecken.
- Einatmen, die Hände nach vorne schieben.
- Den Nacken strecken und den Oberkörper und die Beine leicht anheben.
- Intensiv in die Körperseiten hineinatmen.
- Die Po- und Beinmuskeln bleiben locker.
- Die Position 3 (E), 5 (G) oder 10 (F) Atemzüge lang halten.
- Dann lösen und kurz entspannen.

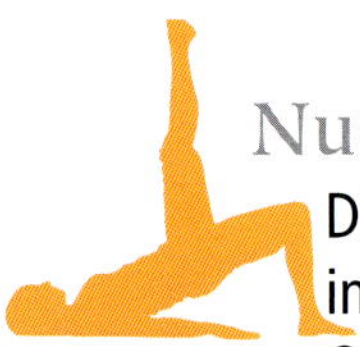

Nutzen für Körper und Geist

Die Übung stabilisiert die Körpermitte und kräftigt das Gesäß. Die Luft kann tief in die Seiten des Körpers strömen. Das Zwerchfell wird gedehnt, und die inneren Organe haben viel Platz.

TIPP: Zur Intensivierung der Übung können Sie die Hände im Wechsel auf und ab paddeln lassen. Dabei werden Bauch- und Rückenmuskulatur besonders intensiv gekräftigt und gestärkt. Das Becken muss jedoch dabei stabil und ruhig gehalten werden. Auch die Schultern dürfen die Bewegung nicht mitmachen, sondern müssen ebenfalls stabil sein.

22. Diagonale

- Setzen Sie sich wieder aufrecht hin.
- Die Beine ausstrecken.
- Die Fußspitzen zum Körper ziehen.
- Das Powerhouse beim Ausatmen aktivieren.
- Fersen und Gesäß in den Boden schieben.
- Den linken Handrücken zum rechten Außenknöchel führen.

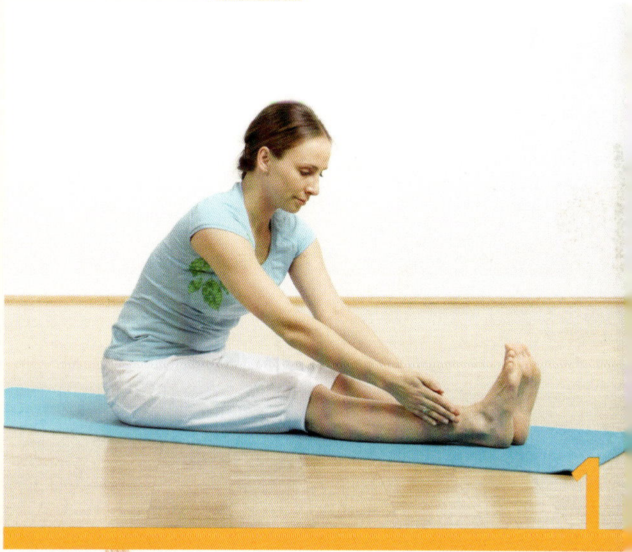
1

- Einatmen, den rechten ausgestreckten Arm schräg im Bogen nach oben hinten ziehen.
- Die Wirbelsäule ist gestreckt.
- Den Kopf nach rechts drehen. Der Blick ruht auf der ausgestreckten Hand.
- Die Schultern bleiben unten.
- Sanft die linke Hand gegen den Außenknöchel drücken, Spannung aufbauen.

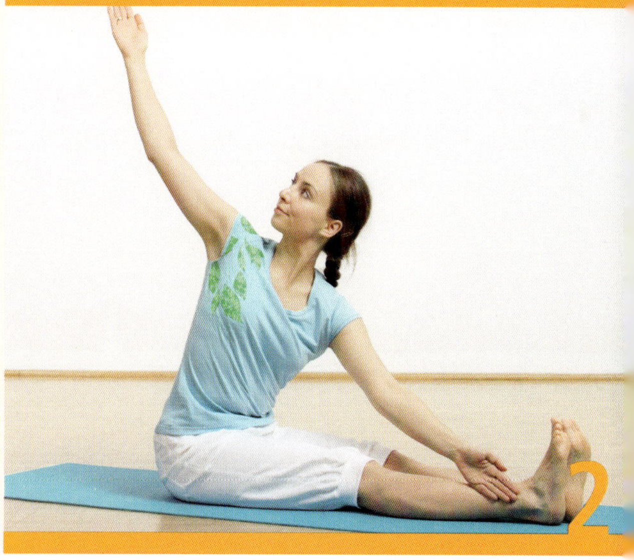
2

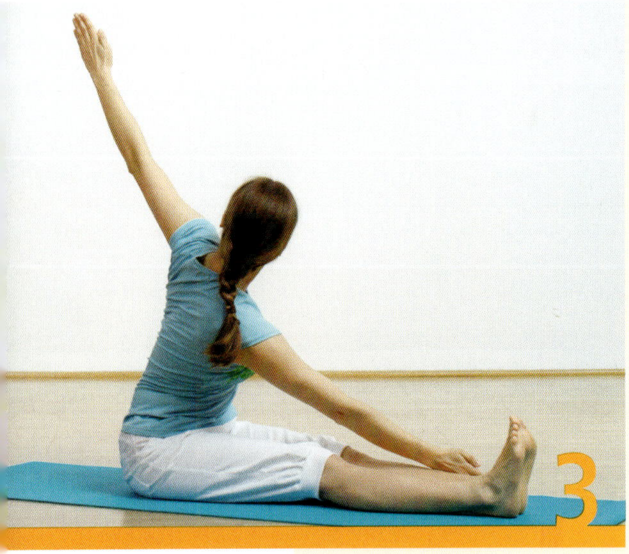

- 10-mal durchatmen.
- Dann den Arm zurückkreisen lassen.
- Seite wechseln und Übung wiederholen.
- Den rechten Handrücken zum linken Außenknöchel führen.
- Einatmen, den linken ausgestreckten Arm schräg im Bogen nach oben hinten ziehen.
- Die Wirbelsäule ist gestreckt.
- Den Kopf nach links drehen. Der Blick ruht auf der ausgestreckten Hand.
- Die Schultern bleiben unten.
- Sanft die rechte Hand gegen den Außenknöchel drücken, Spannung aufbauen.
- 10-mal durchatmen.
- Dann den Arm zurückkreisen lassen.
- Die Position lösen und kurz entspannen.

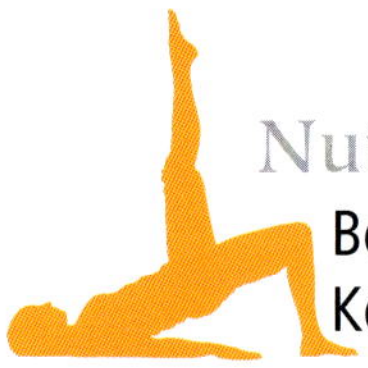

Nutzen für Körper und Geist

Bei der Übung wird das Becken stabilisiert und die Wirbelsäule mobilisiert. Die Körperseiten und die Rückenmuskulatur werden gestreckt.

TIPP: Atmen Sie tief in die gedehnte Körperseite hinein. Die Schultern sollen dabei nicht hochgezogen werden! Achten Sie darauf, den Nacken nicht anzuspannen!

23. Schneidersitz

- Bleiben Sie in der sitzenden Position.
- Machen Sie den Rücken gerade.
- Kreuzen Sie jetzt die Beine zum Schneidersitz.
- Ausatmen, das Powerhouse aktivieren.
- Den rechten Arm über den Kopf strecken.
- Den Rumpf dabei nach links zur Seite beugen.
- Den Kopf sanft zur linken Seite sinken lassen.
- Einatmen.
- Den linken Ellbogen auf dem linken Knie abstützen.
- Die Position 5 Atemzüge lang halten.
- Dann zurück zur Mitte kommen.
- Die Übung zur anderen Seite ausführen.
- Den linken Arm über den Kopf strecken.
- Den Rumpf dabei nach rechts zur Seite beugen.
- Den Kopf zur rechten Seite sinken lassen.
- Den rechten Ellbogen auf dem rechten Knie abstützen.
- 5 Atemzüge die Position halten.
- Dann zurück zur Mitte kommen.
- Spannung lösen.
- Aufrecht hinsetzen, mehrmals durchatmen und kurz entspannen.

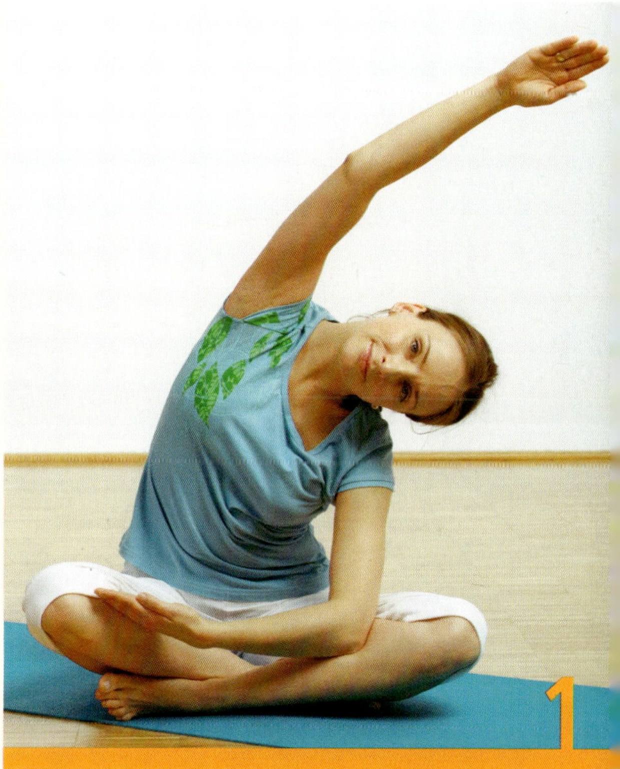

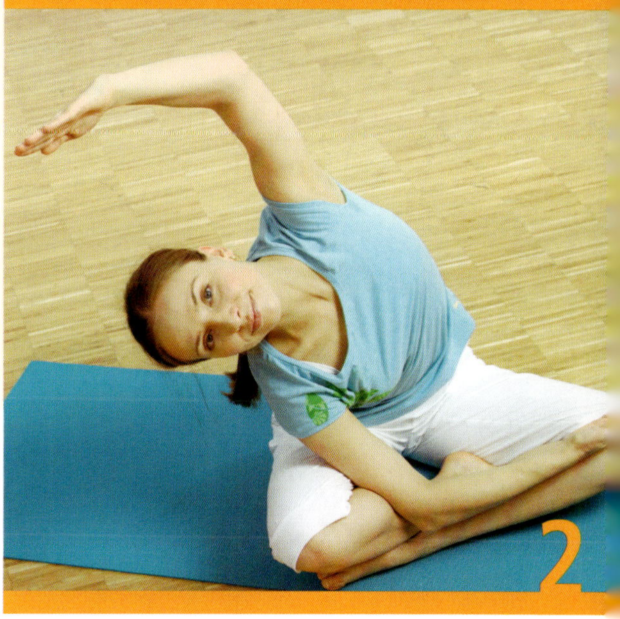

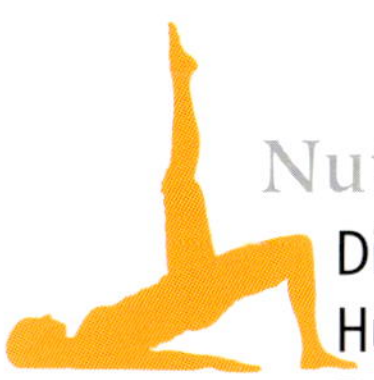

Nutzen für Körper und Geist

Die Übung dehnt die Oberschenkelinnenseiten, die Hüftregion und die Körperseiten. Außerdem bauen Sie Stärke in den Armen auf. Zudem dient die Übung der Entspannung!

TIPP: Dehnen Sie den Rumpf nicht zu weit nach rechts oder links unten. Halten Sie bei der Übung den Bauch flach und verlieren Sie nicht die starke Mitte bzw. Ihr starkes Powerhouse. Es ist wichtig, den Hals nicht zu überdehnen und den Kopf nicht zu weit nach unten sinken zu lassen.

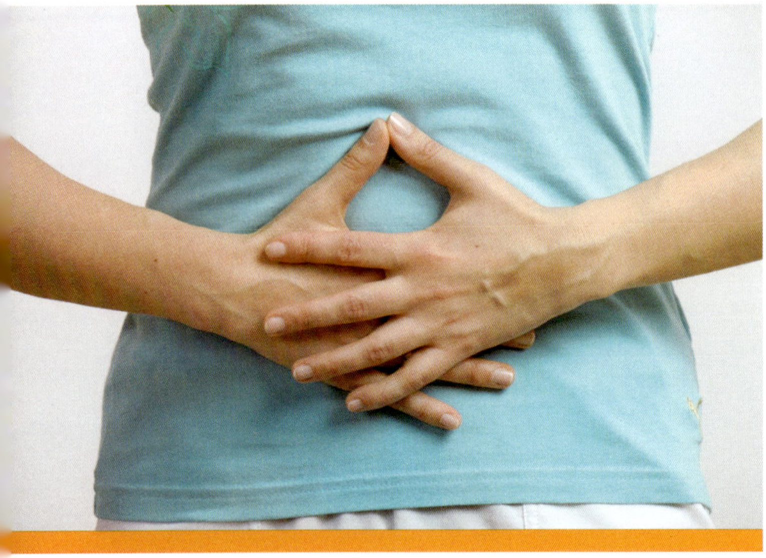

COOL-DOWN

Sie haben den Hauptteil des Pilates-Work-outs erfolgreich beendet. Gönnen Sie sich nun ein angenehmes Cool-down und verwöhnen Sie Ihre beanspruchten Muskeln! Dehnungen am Ende des Pilates-Trainings bzw. Stretching tragen eine Menge zu Ihrem Wohlbefinden bei, denn Sie fühlen sich danach entspannt wie nach einer leichten Massage.

Nach dem Training genießen die gekräftigten Muskeln die Dehnungen, denn diese erhalten die Beweglichkeit, bringen den Körper in Balance und garantieren Entspannung. Zudem sorgt sanftes Stretching für eine bessere Form, für Geschmeidigkeit und Harmonie der Muskeln. Atmen Sie kontinuierlich tief ein und aus, ohne den Atem anzuhalten. Verweilen Sie zudem ausreichend lange in den einzelnen Positionen, sodass genügend Zeit ist, die Muskeln »lang« zu machen. Sie sollten dabei ein angenehmes Ziehen spüren. Danach lösen Sie langsam die Spannung und lockern die entsprechenden Muskelpartien. Die Übergänge von einer zur nächsten Dehnungsübung sind wie bei allen anderen Pilates-Übungen fließend.

Nutzen für Körper und Geist

Während der Abschlusspositionen werden Körper, Geist und Seele harmonisiert. Wir kommen zur Ruhe. Das Blut zirkuliert im gesamten Körper, denn Stretching löst die zuvor beanspruchte Muskulatur, dehnt sie, macht sie geschmeidiger. Belastungen oder Schmerzen nach einem anstrengenden Training werden verringert. Das Cool-down sorgt zudem dafür, dass wenig gedehnte Muskeln nicht noch mehr verkürzen. Dehnen Sie richtig, wird auch die Qualität der Atmung besser – Sie atmen ruhiger und gleichmäßiger. Zu guter Letzt hat auch die Seele etwas von den Dehnübungen, denn nach der Muskelentspannung fühlen Sie sich ausgeglichener, energetische Blockaden lösen sich, und Sie ruhen in Ihrem eigenen Zentrum.

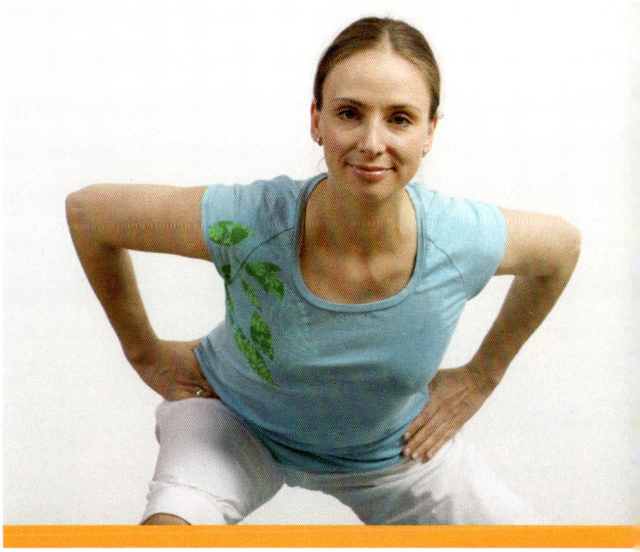

TIPP: Wie wäre es, mit Entspannungsmusik zu relaxen? Optimalen und dauerhaften Erfolg in puncto Entspannung sichern Sie sich aber vor allem mit gezielten Übungen, die der Muskellockerung und seelischen Entspannung dienen.

1. Beckenwippe

- Nehmen Sie die neutrale Position im Sitzen ein.
- Die Beine sind aufgestellt.
- Die Hände greifen unter die Kniekehlen.
- Die Wirbelsäule ist gerade, der Rücken aufgerichtet.
- Ausatmen. Aktivieren Sie das Powerhouse.

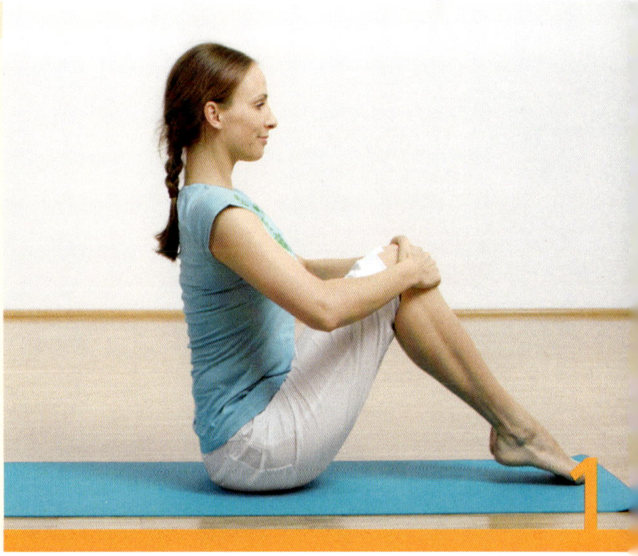

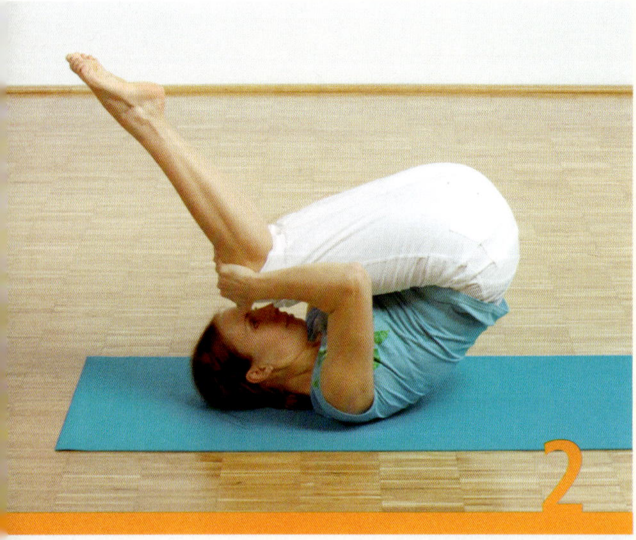

2

- Das Gewicht nach hinten verlagern, die Beine zum Körper ziehen, den Rücken rund machen und bis auf Schulterhöhe zurückrollen.
- Kopf und Hals bleiben gestreckt.

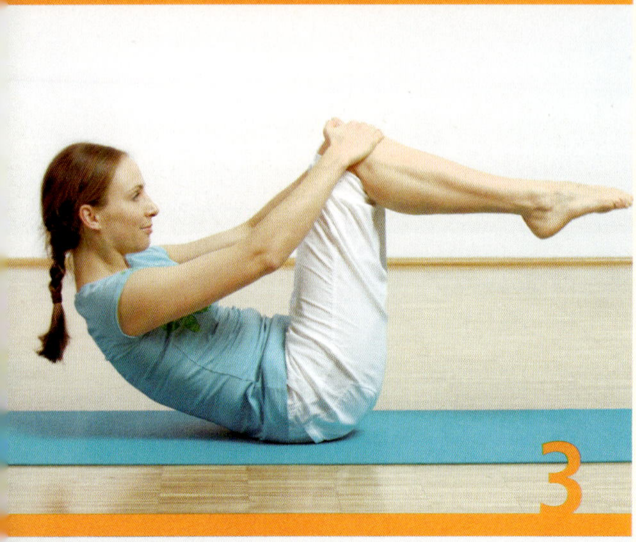

3

- Beim Einatmen wieder mit leichtem Schwung nach oben rollen.
- Die Füße dabei nicht absetzen.

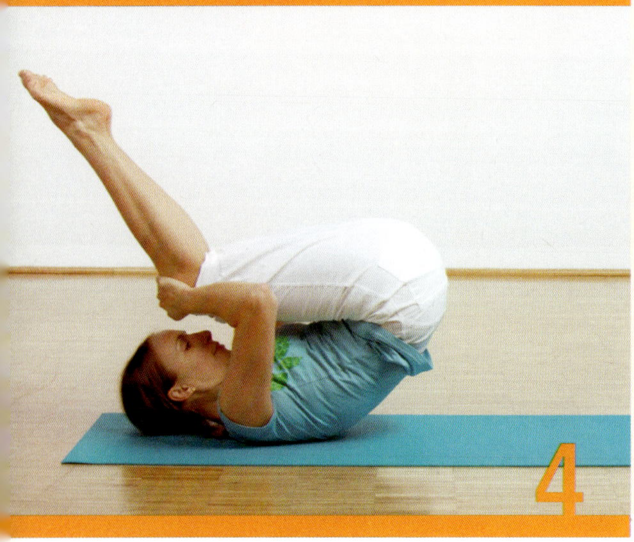

4

- 10-mal auf- und abrollen.
- Dabei tief durchatmen.
- Zuletzt lang auf dem Boden ausstrecken, entspannen und die Bauchdecke strecken.

2. Rückenentspannung

- Rückenlage wie zuvor.
- Die Arme neben den Körper legen.
- Die Handflächen weisen nach unten.
- Beine aufstellen.
- Ausatmen. Die Körpermitte ist aktiv (neutrales Becken).
- Die Knie liegen aneinander.

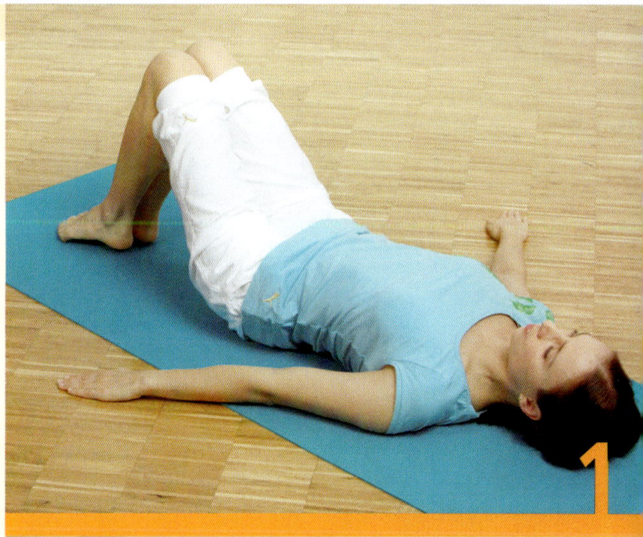

- Die Knie nach rechts zur Seite sinken lassen.
- Das Becken hebt sich nur leicht vom Boden.
- 10 Atemzüge lang in der Position verweilen.

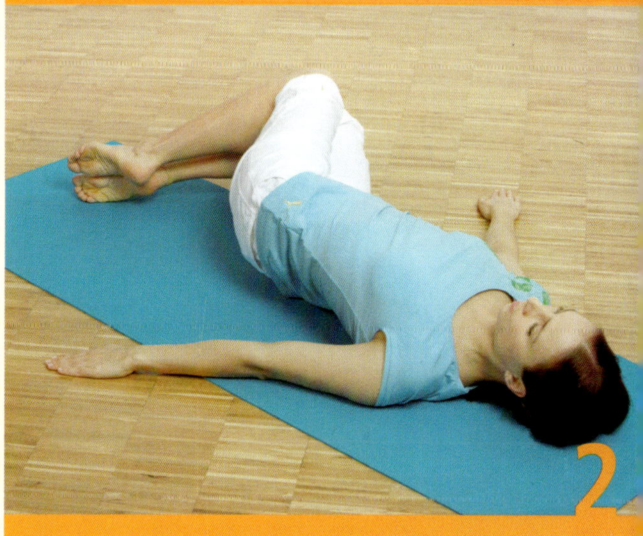

- Beim nächsten Einatmen zurück zur Mitte kommen, dann die geschlossenen Knie zur linken Seite sinken lassen.
- Die Übung langsam 10-mal wiederholen.
- Dabei tief durchatmen.

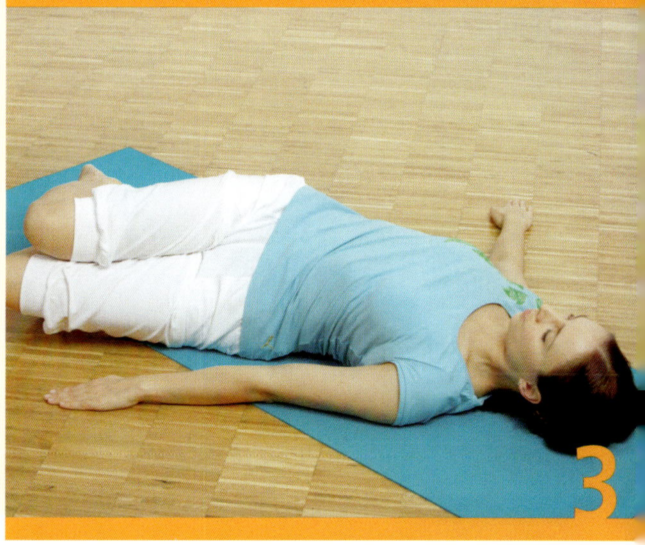

3. Lendenwirbelmassage

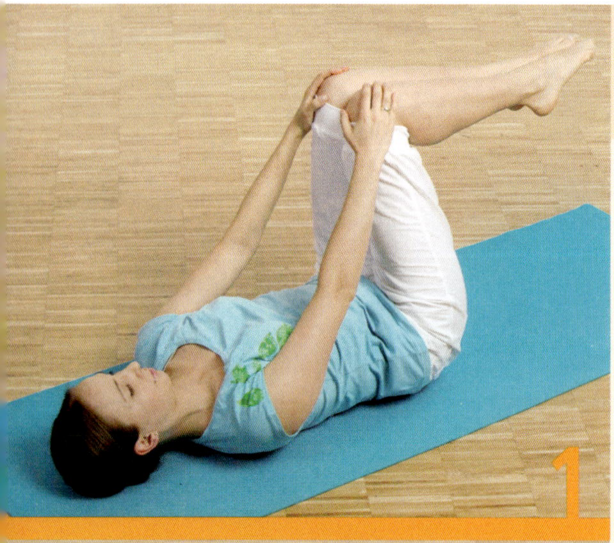

- Liegen Sie entspannt mit ausgestreckten Beinen auf der Unterlage.
- Ziehen Sie dann die Knie zum Körper heran. Dabei mit den Händen die Knie umfassen.

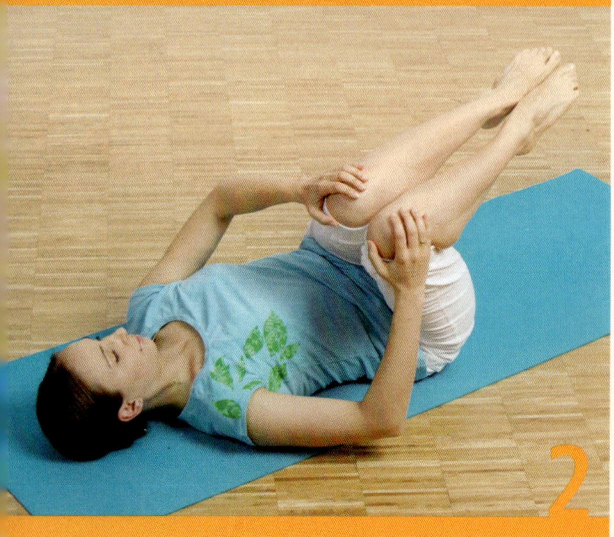

- Jetzt die Knie zur rechten Seite kippen und wieder zurück zur Mitte kreisen lassen.
- Dabei die Wirbelsäule Richtung Boden drücken.

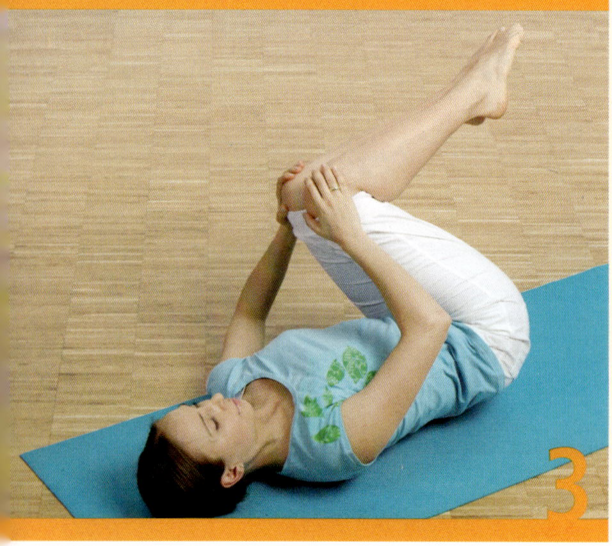

- Dann die Knie zur linken Seite kippen.
- Kreisen Sie in fließenden Bewegungen 10-mal zur rechten, dann 10-mal zur linken Seite.
- Massieren Sie durch das Kreisen das Kreuzbein und den unteren Rücken.
- Im Anschluss wieder zurück zur Mitte kommen.
- Zuletzt hoch zum Sitzen rollen, durchatmen und entspannen.

4. Nackendehnung

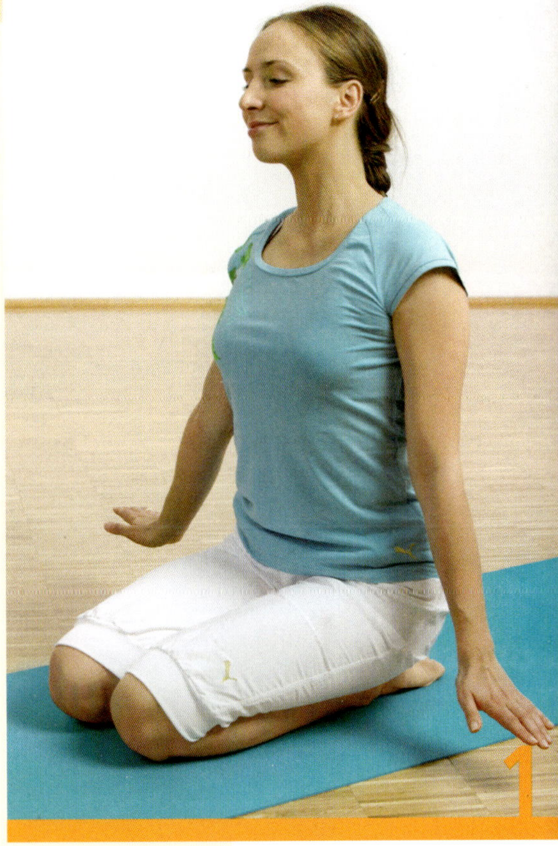

- Sitzen Sie entweder mit ausgestreckten Beinen oder setzen Sie sich auf Ihre Fersen.
- Die Arme locker hängen lassen.
- Ausatmen, das Powerhouse ist aktiv.
- Die Wirbelsäule ist aufgerichtet.

- Den Kopf nach rechts zur Seite sinken lassen.
- Die Arme dabei nach unten ziehen, die Handflächen hochziehen und anspannen.
- 10 Atemzüge nehmen.
- Dann zurück zur Mitte kommen.
- Die andere Seite dehnen.
- Den Kopf nach links zur Seite sinken lassen.
- Die Arme dabei nach unten ziehen, die Handflächen hochziehen und anspannen.
- Wieder 10 Atemzüge nehmen.
- Dann zurück zur Mitte kommen.

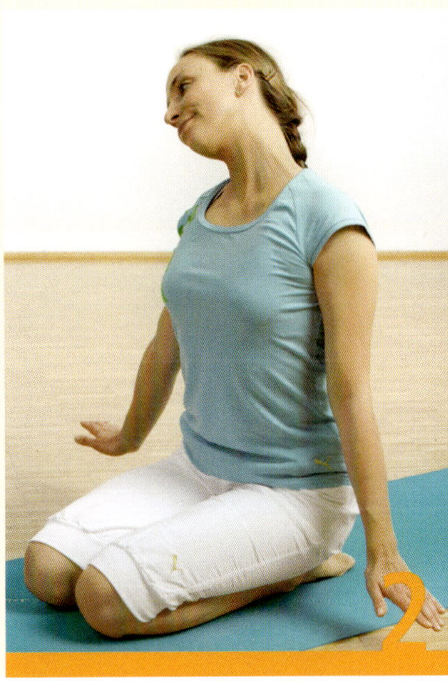

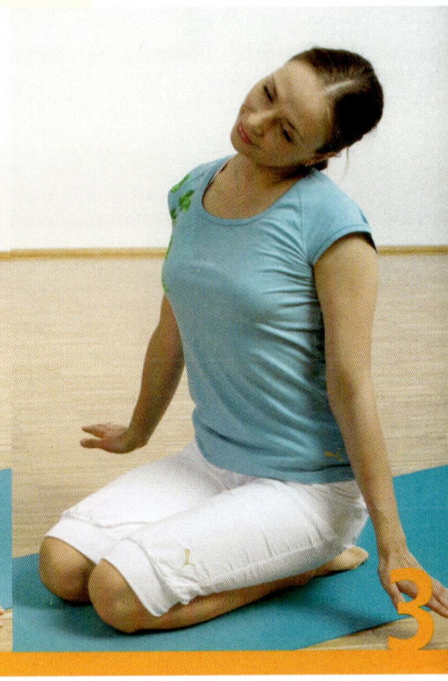

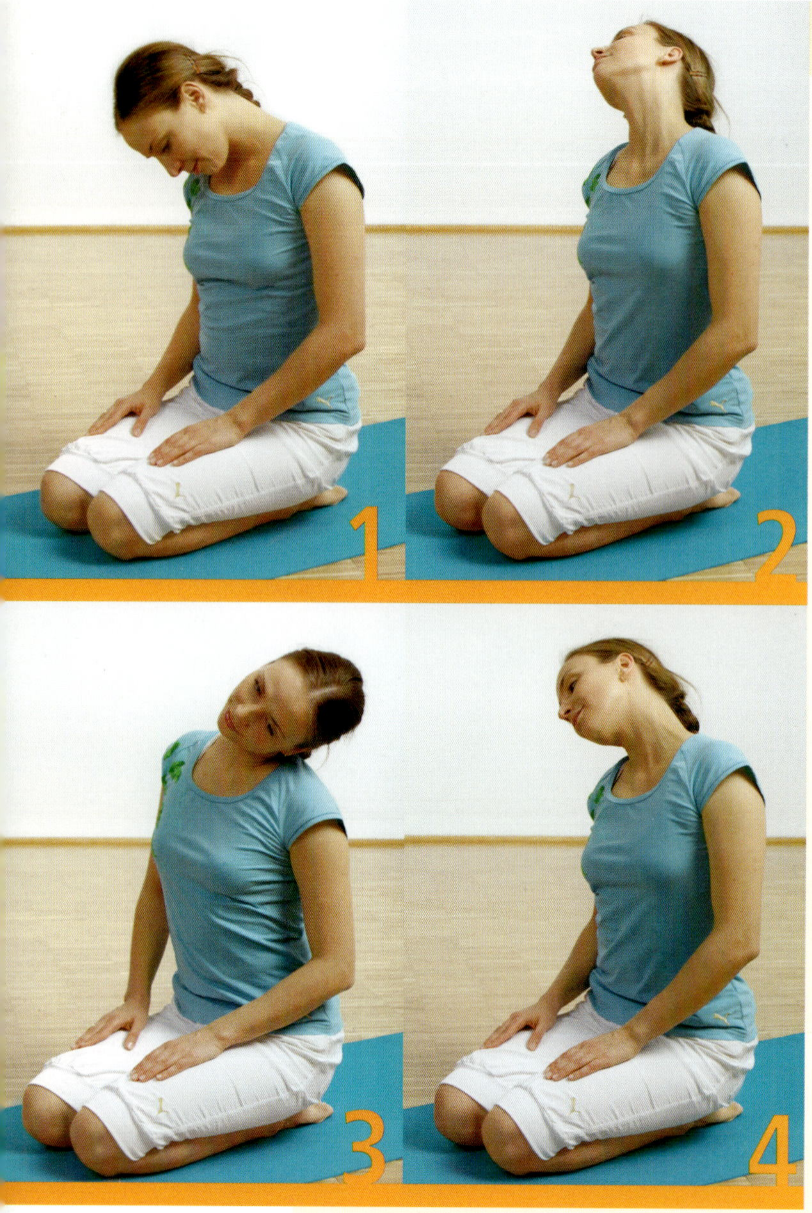

5. Halbe Kopfkreisung

- Die Position bleibt wie vorher.
- Sie sitzen auf den Fersen oder mit ausgestreckten Beinen auf dem Boden.
- Die Wirbelsäule ist aufgerichtet.
- Die Hände liegen locker auf den Beinen.
- Lassen Sie den Kopf sanft Halbkreise beschreiben.
- Dabei den Kopf nicht in den Nacken legen!
- Zuerst den Kopf nach vorne sinken lassen.
- Dann langsam nach rechts rollen.
- Den Kopf hoch zur Mitte gleiten lassen.
- Dann wieder nach links und sanft nach vorne sinken lassen.
- 3-mal hintereinander halb kreisende Bewegung ausführen.
- Den Kopf wieder aufrichten.

6. Schutzstellung

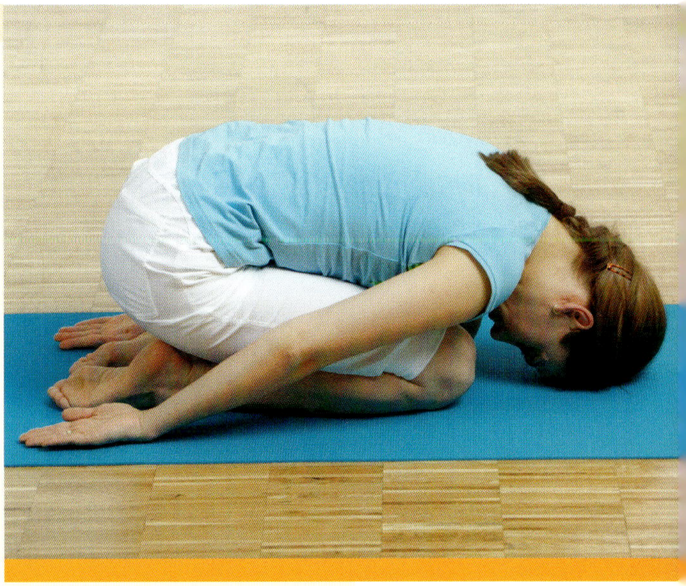

- Nehmen Sie den Vierfüßlerstand ein.
- Die Hände sind schulterbreit aufgestellt.
- Die Handspitzen weisen nach vorne.
- Ausatmen.
- Den Rücken runden, das Gesäß weit nach hinten schieben.
- Setzen Sie sich auf die Fersen und legen Sie die Hände dicht an den Körper.
- Die Handflächen weisen nach oben.
- Die Stirn liegt auf dem Boden.
- 10 Atemzüge lang in der Haltung verweilen.
- Beim Einatmen langsam wieder in den Vierfüßlerstand hochkommen.
- Hinsetzen, den Oberkörper aufrichten und entspannen.

7. Entspannt liegen

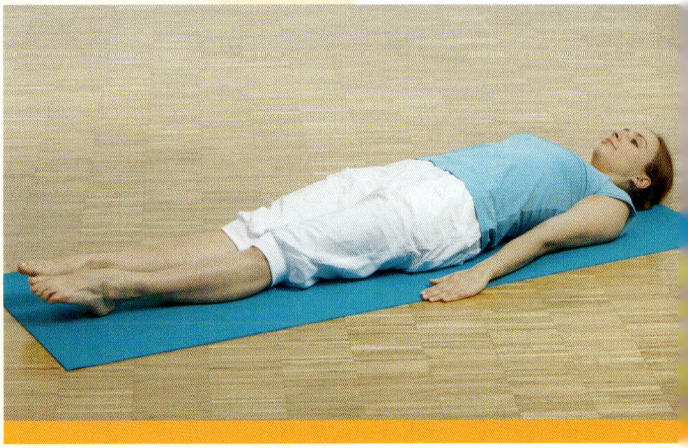

- Begeben Sie sich in die Rückenlage.
- Die Arme leicht abgespreizt neben den Körper legen.
- Kopf und Wirbelsäule liegen entspannt auf dem Boden auf.
- Die Beine liegen parallel aneinander oder sind leicht gespreizt.
- Achten Sie dabei auf Symmetrie.
- Das Kinn ist leicht nach unten gezogen.
- Schließen Sie die Augen.

- Entspannen Sie den Körper, das Gewicht wird an den Boden abgegeben.
- Legen Sie sich so hin, dass nichts stört.
- Sämtliche Spannung löst sich auf.
- Der Atem fließt ruhig durch den Körper.
- Einige Minuten in der Ruhestellung liegen bleiben.

Nutzen für Körper und Geist

Der Körper kühlt ab und beruhigt sich. Alle Anstrengungen des Trainings fallen ab. Müdigkeit verfliegt, und der Geist ist klar.

TIPP: Beim entspannten Liegen können Sie ein Gefühl des Schwebens erleben. Überall in Ihrem Körper zirkuliert Energie, die Wirbelsäule fühlt sich gelöst an. Sie sind vollkommen entspannt: Genießen Sie diesen Zustand!

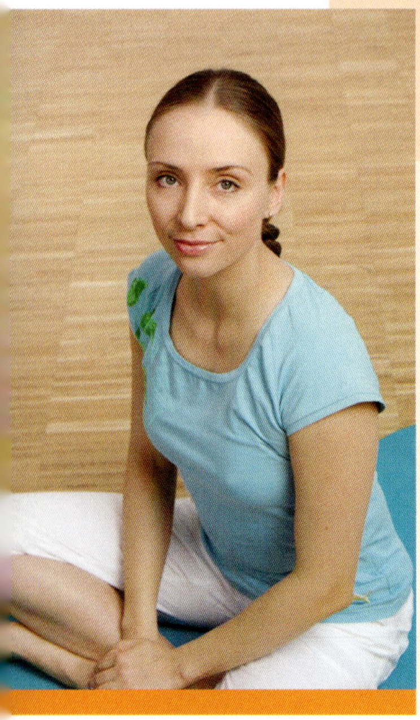

8. Tiefenentspannung

- Ergänzen Sie Ihr Training gegebenenfalls mit Meditationen, die der Tiefenentspannung dienen und die Nerven beruhigen.
- Sitzen Sie dazu entspannt im Schneidersitz mit aufrechter Wirbelsäule.
- Legen Sie die Arme locker auf die Oberschenkel.
- Atmen Sie regelmäßig und ruhig ein und aus.
- Lassen Sie alle Gedanken kommen und gehen, ohne an ihnen festzuhalten.
- Schließen Sie nach einer Weile die Augen oder suchen Sie sich einen festen Punkt, auf dem Ihr Blick ruhen kann.
- Spannen Sie anfangs kurzzeitig alle Muskeln des Körpers an, atmen Sie jedoch weiter.

- Anschließend entspannen Sie sich wieder.
- Stellen Sie sich etwas Schönes vor, falls Ihnen dadurch das Entspannen leichter fällt.
- Nehmen Sie sich für die Meditation und Entspannung etwas Zeit.

Nutzen für Körper und Geist

Wenn Sie diesen Vorgang mehrfach wiederholen, bekommt der Körper neuen Schwung, und Sie können viel klarer denken. Versenken Sie sich ganz in sich selbst, öffnen Sie Ihren Geist für neue Wege. Schon bald erleben Sie mehr innere Ruhe. Wer regelmäßig meditiert, kann sich von innerem Belastungsdruck befreien und so Stress und Rückenschmerzen aktiv entgegenwirken.

TIPP: Spüren Sie in sich hinein und lassen Sie die Entspannung wirken – innere Ruhe gibt Ihnen viel Kraft! Die Energie, die jetzt durch Ihren Körper fließt, können Sie wahrnehmen – lassen Sie sich ein bisschen Zeit, die neu gewonnene Kraft bewusst zu integrieren, bevor Sie diese in Taten umsetzen.

9. Weite Beindehnung

- Erheben Sie sich jetzt langsam vom Boden.
- Richten Sie sich in Etappen auf:
- Erst zum Sitzen kommen, dann zum Stehen.
- Stellen Sie die Beine weit gespreizt auseinander.
- Die Hände in die Hüfte legen.
- Das rechte Knie beugen, den Oberkörper gerade lassen.
- Den Rumpf aus der Hüfte heraus leicht nach vorne beugen.

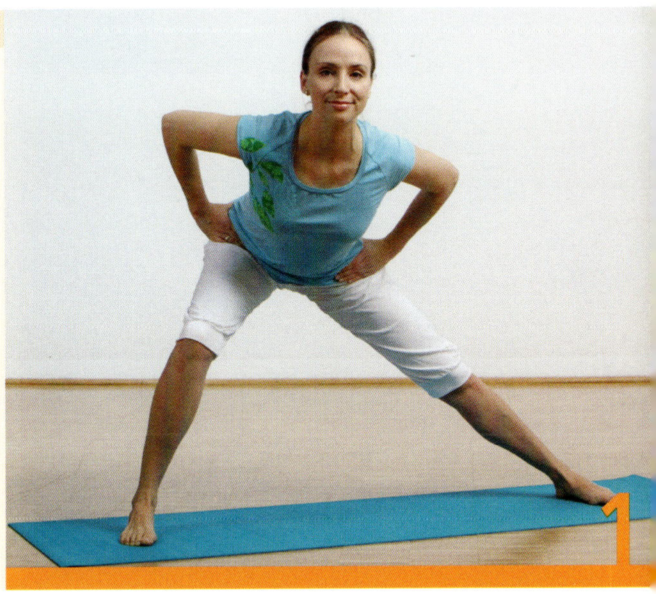

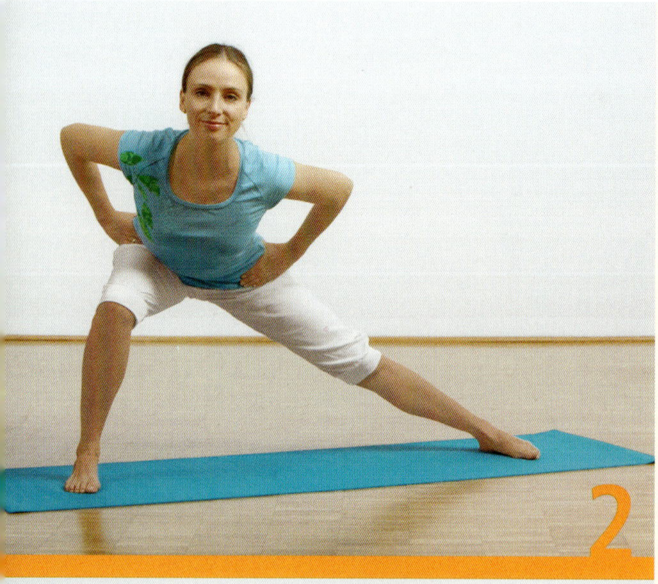

- Die Wirbelsäule bleibt gestreckt.
- Tief zur rechten Seite hinabsinken.
- Position 10 Atemzüge lang halten, dann zurück zur Mitte kommen.

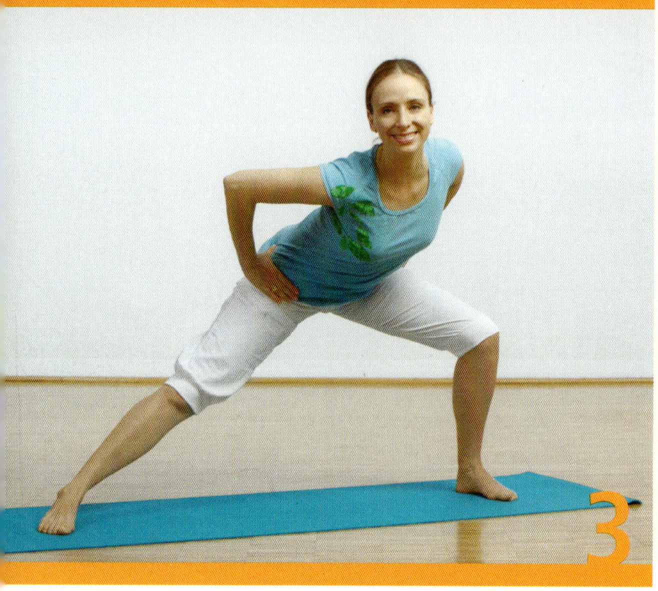

- Die Übung zur anderen Seite ausführen.
- Das linke Knie beugen.
- Zur linken Seite hinabsinken.
- Den Rumpf vorbeugen.
- Der Rücken bleibt gestreckt.
- Erneut 10 Atemzüge lang die Dehnung genießen.
- Dann zurück zur Mitte kommen und wieder aufrichten.
- Durchatmen und entspannen.

Nutzen für Körper und Geist

Die Dehnübung kommt der Beininnenseite bzw. der Oberschenkelmuskulatur und dem unteren Rücken zugute: Die Wirbelsäule wird gedehnt, und die Region um das Kreuzbein entspannt sich. Es stellen sich Frische, Lebendigkeit und gute Laune ein!

10. Gestützte Beindehnung

- Der Übungsverlauf ist dem vorherigen ähnlich.
- Stellen Sie die Beine wieder weit gespreizt auseinander.
- Die Hände in die Hüfte legen.
- Das rechte Knie beugen, den Oberkörper gerade lassen.
- Den Rumpf aus der Hüfte heraus leicht nach vorne beugen.
- Die Wirbelsäule bleibt gestreckt.
- Tief zur rechten Seite hinabsinken.
- Vor dem Körper mittig mit der linken Hand am Boden aufstützen.
- Die Dehnung der Wirbelsäule so noch verstärken.
- Position 10 Atemzüge lang halten, dann zurück zur Mitte kommen.
- Die Übung zur anderen Seite ausführen.
- Das linke Knie beugen.
- Zur linken Seite hinabsinken.
- Den Rumpf vorbeugen.
- Der Rücken bleibt gestreckt.
- Die rechte Hand vor dem Körper mittig auf den Boden stützen.
- Erneut 10 Atemzüge lang die Dehnung genießen.
- Dann zurück zur Mitte kommen und wieder aufrichten.
- Durchatmen und entspannen.

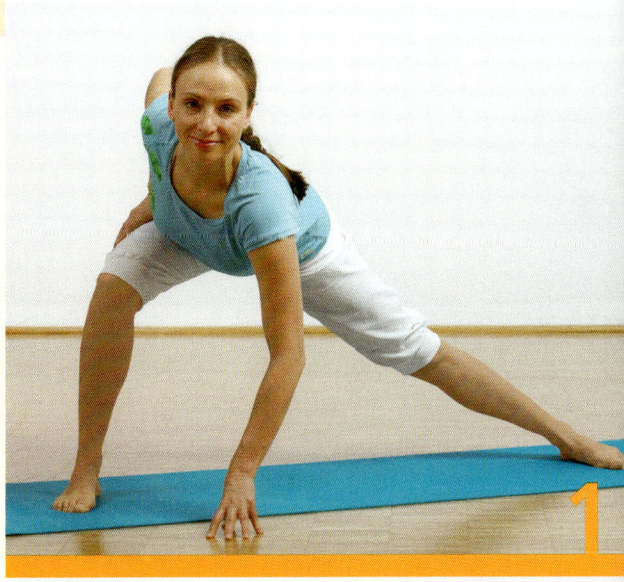

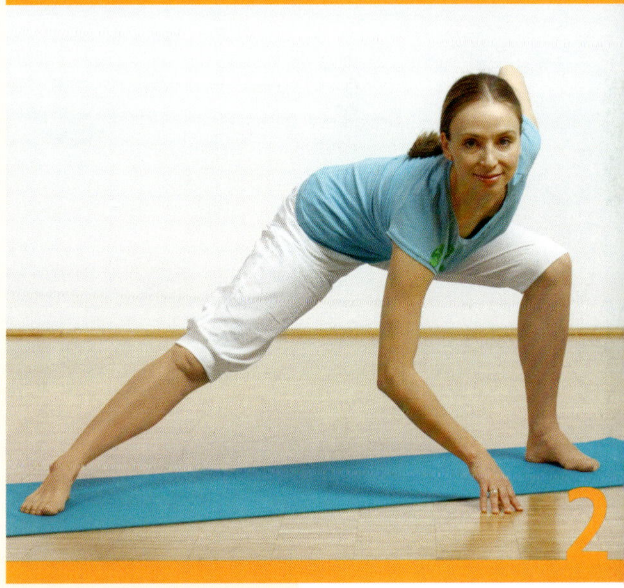

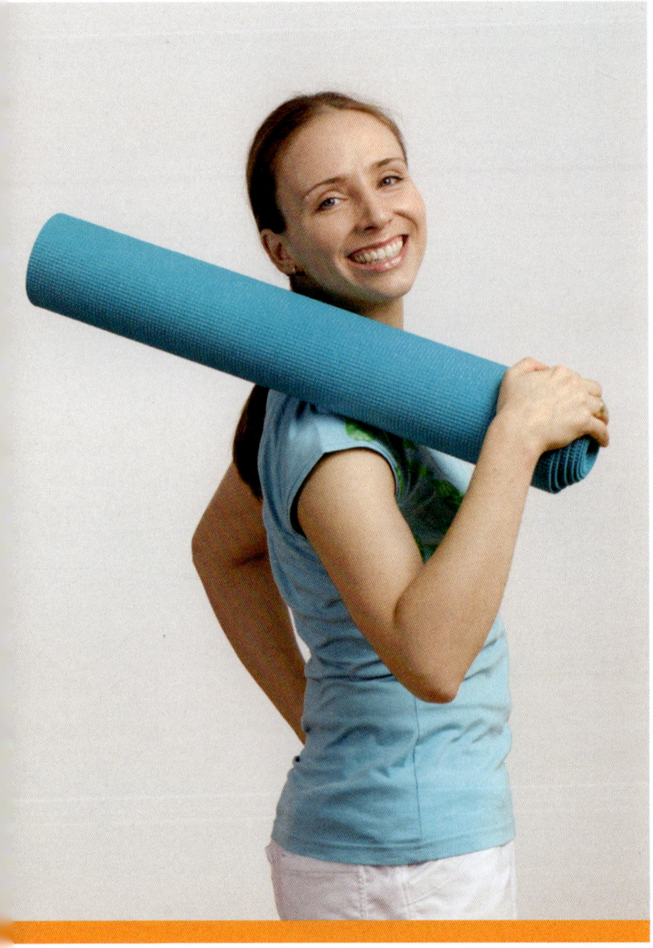

ZU GUTER LETZT

Wenn Sie nun langsam aufstehen und die Augen öffnen, sehen Sie die Welt mit anderen Augen. Sie fühlen sich leicht und unbelastet. Sie haben intensiv an Ihrem Körper, an Ihrer Konzentration und Beweglichkeit und auch an Ihrem Körperbewusstsein gearbeitet. Fühlen Sie den Unterschied, den das Pilates-Training Körper und Geist beschert hat, und genießen Sie Ihr neues Körpergefühl. Bleiben Sie am Ball und freuen Sie sich über Ihren Erfolg und Ihr Wohlbefinden. Nehmen Sie die bewusste Körperwahrnehmung, die Frische und neue Energie mit in Ihren Tag oder Abend!

Bilder der Übungssequenzen: Tilo Wiedensohler, energyzone

Bilder www.fotolia.com:

S. 6, 24: die exklusiven; S. 10, 33: amridesign; S. 12, 29, 45: ISO K°-photography; S. 14: Diego Cervo; S. 15: Andres Rodriguez; S. 16: photoconcepts1; S. 20: Kzenon; S. 27, 37: Philip Date; S. 28, 36: svetlana larina; S. 32: Bobby Earle; S. 34: Stefan Redel; S. 39: Angie Lingnau; S. 40: Richard Connors; S. 43: paylessimages; S. 46: tm-photo.